Gerhard Habermehl · Petra Ziemer

Giftpflanzen und Intoxikationen in der tierärztlichen Praxis

D1718395

Gerhard Habermehl · Petra Ziemer

Giftpflanzen und Intoxikationen in der tierärztlichen Praxis

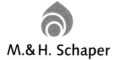

M.&H. Schaper

Bibliografische Information der Deutschen Nationalbibliothek
Die Deutsche Nationalbibliothek verzeichnet diese Publikation in der Deutschen Nationalbibliografie; detaillierte bibliografische Daten sind im Internet über http://dnb.ddb.de/ abrufbar.

ISBN 978-3-7944-0208-3

Autoren

Prof. Dr. Gerhard Habermehl
Wittmannstraße 27
64285 Darmstadt

Dr. Petra Ziemer
Farnweg 18
53797 Lohmar

Satz, Druck und Bindung:
Buchdruckerei P. Dobler GmbH & Co. KG, Alfeld (Leine)

Inhalt

Bildnachweis

fotolia:

Abb. 1: © jacinda richman; Abb. 2: © Unclesam; Abb. 4: © emer; Abb. 8: © U. P.images; Abb. 9: © stef; Abb. 11a: © ABUELO RAMIRO; Abb. 11b: © emer; Abb. 13: © Tinu; Abb. 14: © Yuriy Borysenko; Abb. 15: © Markus; Abb. 17: © emer; Abb. 20: © gator; Abb. 25: © Martina Berg; Abb. 26: © Stockcity; Abb. 27: © Seno; Abb. 29: © Martina Berg; Abb. 31: © Pologir; Abb. 32: © Claudia Schiffer; Abb. 38: © onthehouse; Abb. 42: © eyewave; Abb. 45: © Slyadnyev Oleksandr; Abb. 49: © BAO-RF; Abb. 51: © Povl Eskild Petersen; Abb. 52: © SyB; Abb. 56: © galam; Abb. 57: © Lianem; Abb. 58: © Slyadnyev Oleksandr; Abb. 59: © Otto Durst

Alle anderen Abbildungen: Gerhard Habermehl

Abkürzungsverzeichnis

+	minder giftig (Symptome nur beim Verzehr größerer Mengen)
++	deutlich giftig (ausgeprägte Symptomatik)
+++	sehr giftig (schwere Symptome)
++++	hochgiftig (in der Regel tödlicher Verlauf)
ALAT/ALT	Alanin-Aminotransferase
AST	Aspartat-Aminotransferase
ATP	Adenosintriphosphat
AV	atrioventrikulär
CPK	Creatinphosphokinase
DMAP	Dimethylaminophenol
DNA	*desoxy-ribonucleic acid* (Desoxy-Ribonukleinsäure)
DTI	Dauertropfinfusion
EDTA	*ethylene diamine tetra-acetate* (Ethylendiamintetraessigsäure)
EKG	Elektrokardiogramm
Fab	*fragment, antigen binding* (antigenbindendes Fragment)
GABA	Gamma-Aminobuttersäure
GLDH	Glutamat-Dehydrogenase
γGT	γ-Glutamyltranspeptidase
LDH	Laktat-Dehydrogenase
KM	Körpermasse
i. m.	intramuskulär
i. v.	intravenös
p. o.	per os
PTT	*partial thromboplastin time* (Thromboplastinzeit)
RNA	*ribonucleic acid* (Ribonukleinsäure)
s. c.	subkutan
UV	ultraviolett
ZNS	Zentrales Nervensystem

Vorwort

Die Zahl der Tierhalter und Tierliebhaber nimmt von Jahr zu Jahr zu. Vielfach bestehen aber nur ungenaue Vorstellungen darüber, was man als „artgerechte Haltung" im weitesten Sinne versteht. Dies betrifft vor allem die Ernährung der Tiere. Oft wird fälschlicherweise angenommen, dass alles, was der Mensch verträgt, auch gut sei für das Tier. Ein weiterer Irrtum ist, dass Tiere wüssten, „was gut für sie sei" und was sie fressen dürften und was sie meiden müssten. Dies ist jedoch keineswegs der Fall, wie etwa das Beispiel der Eibe (*Taxus baccata*) zeigt, die von Pferden ausgesprochen gerne gefressen wird – mit Todesfolge! Bei Weidetieren besteht das gleiche Problem. Auf unseren Weiden findet sich je nach Jahreszeit fast ständig die eine oder andere Giftpflanze, die zusammen mit den Futterpflanzen aufgenommen wird. Und schließlich sind auch unter den Zierpflanzen in unseren Wohnungen so manche giftige, die gelegentlich von Heimtieren gefressen werden.

Vor diesem Hintergrund entstand aus der Praxis heraus die Idee, einen Leitfaden durch die mitteleuropäische Giftpflanzenwelt zu erstellen. Dieser soll vor allem dem Tierarzt und dem Apotheker bei der Diagnose und Behandlung von Vergiftungen bei Tieren hilfreich sein – er ist aber sicher auch für den Tierhalter nützlich.

Da der Umfang eines solchen Buches handlich bleiben muss, haben wir nur die für die tierärztliche Praxis wichtigsten Giftpflanzen ausgewählt. So ist ein kompaktes Handbuch zum raschen Nachschlagen entstanden.

Der Abbildungsteil versetzt den Tierarzt in die Lage, die Giftpflanzen sicher zu erkennen. Anschauliche Fallbeschreibungen zeigen Wege für eine rasche Behandlung auf. Gerade diese praxisnahen Hilfestellungen erschienen uns wichtig.

Auch Giftalgen und einige Giftpilze haben wir in diesen Leitfaden aufgenommen. Diese sind zwar keine Pflanzen im engeren Sinne, sie spielen jedoch in der Praxis eine wichtige Rolle. So waren Algen immer wieder Verursacher von Vergiftungen bei Weidetieren an der deutschen Nordseeküste und in Dänemark, ebenso wie bei in Tümpeln badenden Hunden. Es mussten also viele Gesichtspunkte unter ein Dach gebracht werden.

Sollten bei der Auswahl und Darstellung der Pflanzen Defizite vorliegen, so sind die Autoren für entsprechende Hinweise dankbar.

Strukturell gliedert sich das Buch in Abschnitte mit der alphabetischen Auflistung und Beschreibung der Giftpflanzen, -algen und -pilze sowie der entsprechenden Toxine. Strichzeichnungen und Farbabbildungen erleichtern hierbei die Identifikation. Ein eigenes Kapitel beschreibt die Therapie bei Vergiftungen durch Pflanzen, die je nach Tierart unterschiedlich sein kann. Ein Verzeichnis der Giftzentralen, die auch bei Vergiftungen bei Menschen Auskunft geben, vervollständigt dieses Handbuch.

Für die Bereitstellung der Farbabbildungen aus ihren Archiven möchten wir den Kollegen Dr. Helmut Lippert, Dr. Hans C. Krebs und Dr. Dieter Schulz aufrichtig danken.

Dr. Ulrike Oslage und Dr. Simone Bellair haben uns von Verlagsseite aus in angenehmer Weise bei der Planung und Produktion unterstützt, wofür ihnen an dieser Stelle sehr herzlich gedankt sei.

Hannover, März 2009   Gerhard Habermehl
                                                               Petra Zimer

1 Pflanzen

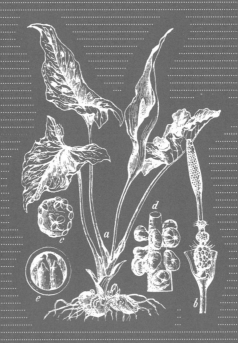

Aconitum napellus, Blauer Eisenhut, Echter Sturmhut, Mönchskappe, Fuchswurzel, Giftheil, Ziegentod

Familie: Ranunculaceae, Hahnenfußgewächse

Charakteristika:

Vorkommen: Bergpflanze, vor allem feuchte Hochgebirgswiesen, Gartenzierpflanze.

Größe: Bis 1,5 m hoch krautförmig wachsend.

Blätter: Handförmig tief eingeschnitten, dreizipflig.

Blüten: Juni bis September, blüht blauviolett mit helmförmiger Blüte, Blüten stehen aufrecht in dichten Trauben.

Früchte: Fruchtkapsel besteht aus Teilfrüchten mit drei- bis sechskantigen, braunen Samen.

Wurzelknolle: Braun-schwärzlich, rübenförmig, im Anschnitt weiß, Geschmack erst süßlich, dann kratzend scharf.

Toxin: Aconitin.

Toxin enthalten in: Ganze Pflanze.

Toxizität: ++++

Gefährdung: Gefährdung ++

Aconitum-Arten gelten als giftigste Pflanzen Europas.

Vergiftungen sind bei Pferd, Rind, Schaf, Ziege, Schwein, Hund und Geflügel beschrieben, kommen aber wegen des scharfen Geschmacks der Pflanze selten vor. Pferd, Esel und Ziege reagieren empfindlicher als das Schaf. Gefährdung besteht bei Rindern und Pferden auf Bergweiden, meist wird die Pflanze jedoch gemieden. Gefährdung von Kindern und Erwachsenen durch unvorsichtigen Umgang (Pflücken) mit der Pflanze (Resorption über die Haut).

! Verwechslungen der Knolle mit Sellerie oder Meerrettich sind möglich.

Bemerkung: Im Altertum wurden Extrakte der Pflanze als Jagd- und Pfeilgift, im Mittelalter in Hexensalben und als Mordgift verwendet. Heute wird die Droge in der chinesischen Volksmedizin genutzt.

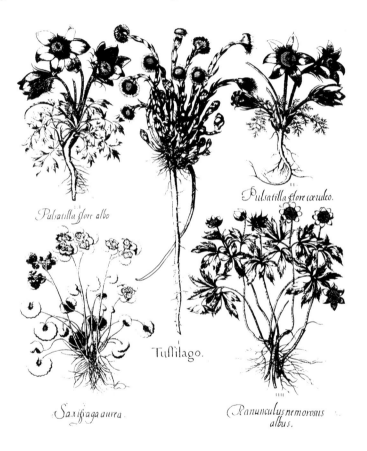

Pulsatilla flore cœruleo.

Pulsatilla flore albo

Tussilago.

Ranunculus nemorosus albus.

Saxifraga aurea.

Aethusa cynapium, Hundspetersilie

1

Familie: Apiaceae, Doldengewächse

Charakteristika:

Vorkommen: In Mitteleuropa weit verbreitet an Wegrändern, Schuttplätzen und in Gärten.

Größe: Bis ca. 100 cm hoch wachsende, krautige Pflanze, Pflanzenstängel hohl, fein gestreift, oben gabelig.

Blätter: Zwei- bis dreifach gefiedert, an der Unterseite stark glänzend (Unterschied zur echten Petersilie).

Blüten: Von Juni bis Oktober weiß blühend, locker doldenförmig, riecht unangenehm knoblauchartig.

Früchte: Eiförmig, strohgelb mit rotbraunen Striemen.

Toxin: Aethusin.

Toxin enthalten in: Ganze Pflanze. Die getrocknete Pflanze gilt als ungiftig.

Toxizität: +++

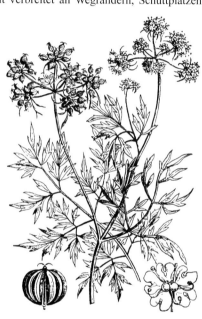

Gefährdung: ++

Vergiftungen kommen überwiegend beim Menschen wegen Verwechslung mit der glattblättrigen echten Petersilie (hier Blüte gelblich, Geruch aromatisch) vor. Die Pflanze wird von Tieren wegen des üblen Geruchs eher selten gefressen. Vergiftungen sind bei Rind, Pferd, Schwein und Ziege bekannt. Schaf und Kaninchen gelten als unempfindlich.

Allium cepa,
Küchenzwiebel

Familie: Liliaceae, Liliengewächse

Charakteristika:

Vorkommen: Garten- und Kulturpflanze. Viele unterschiedliche Variationen in Zwiebelgröße und -farbe erhältlich.

Größe: 60–120 cm hohe Pflanze.

Blätter: Blau-graue, innen hohle Blätter.

Blüten: Blüht in grünlich-weißen Scheindolden von Juni bis August.

Toxin: Propyldisulfide (n-Propyldisulfid und Allylpropyldisulfid).

Toxin enthalten in: Zwiebel.

Toxizität: ++

Gefährdung: ++
Nur für Tiere sind Küchenzwiebeln in jeglicher Form (roh, gekocht, getrocknet) toxisch. Am empfindlichsten reagieren Rind, Pferd, Hund, Katze und Geflügel; als relativ resistent gelten Schaf und Ziege. Katzen gelten als empfindlicher als Hunde, Rinder als empfindlicher als Pferde. Die Hunderassen Akita Inu und Shiba Inu sind besonders gefährdet (hohe Erythrozytenzahl, reduzierter Glutathion- und Kaliumspiegel). Beim Menschen sind nur allergische Hautreaktionen bekannt.

Bemerkung: Vergiftungen bei Tieren sind auch durch Lauch (*Allium porrum*) und Schnittlauch (*Allium schoenoprasum*) zu erwarten.

Allium sativum,
Knoblauch

1

Familie: Liliaceae, Liliengewächse

Charakteristika:

Vorkommen: Garten- und Kulturpflanze.

Größe: Bis 70 cm hoch wachsende Zwiebelpflanze mit zusammengesetzter Zwiebel.

Blätter: Breit-linealförmig, gekielt, flach.

Blüten: Blüht von Juni bis August mit weißlich-rötlichen Scheindolden.

Toxin: Unter anderem Allicin und Allylpropyldisulfid.

Toxin enthalten in: Vor allem in der Zwiebel.

Toxizität: +

Gefährdung: +
Lediglich in Fütterungsversuchen ist bewiesen worden, dass das Verfüttern von Knoblauch an Pferde und Hunde zu Blutbildveränderungen, ähnlich einer Zwiebelvergiftung, führt. Aus diesem Grund ist von einer Knoblauchverfütterung bei Haustieren abzusehen. Beim Menschen kommt es häufig zu einer Unverträglichkeitsreaktion (Übelkeit, Erbrechen, Kopfschmerzen, Benommenheit).

Allium ursinum,
Bärlauch

➤ **Abb. 1**

Familie: Liliaceae, Liliengewächse

Charakteristika:

Vorkommen: In Mitteleuropa in feuchten Au- und Laubwäldern und als Kulturpflanze.

Größe: Bis 50 cm hoch wachsende Zwiebelpflanze.

Blätter: Grundständig, an der Oberseite dunkelgrün, Unterseite heller.

Blüten: Sternförmige, weiße Blüten sitzen in spärlichblütigen Scheindolden auf dreikantigem Stängel.

Bärlauch gehört mittlerweile zu den beliebten Küchenkräutern, riecht nach dem Verblühen intensiv nach Knoblauch.

Toxin: Unter anderem Allicin.

Toxin enthalten in: Ganze Pflanze.

Toxizität: +

Gefährdung: +
Tödliche Vergiftungen bei Schafen und Unverträglichkeiten beim Menschen sind bekannt (vgl. Knoblauch).

! Es besteht Verwechslungsgefahr mit den Blättern von Maiglöckchen und Herbstzeitlose.

Amaryllis belladonna, Belladonnalilie

➤ **Abb. 2**

1

Familie: Amaryllidaceae, Narzissengewächse

Charakteristika:

Vorkommen: Zimmerpflanze.
Größe: Bis 70 cm hoch.
Blätter: Zwiebelgewächs mit riemenartigen, bis 50 cm langen, dunkelgrünen Blättern.
Blüten: Von Dezember bis März doldenartiger, rosaroter, purpurroter oder weißer Blütenstand mit trompetenförmigen Blüten.

Toxin: Lycorin.

Toxin enthalten in: Ganze Pflanze, besonders in der Zwiebel.

Toxizität: ++

Gefährdung: +
Allergische Reaktionen und Vergiftungen sind bei Mensch und Tier (Hund, Katze) bekannt.

Andromeda polifolia,
Rosmarinheide, Gränke

➤ **Abb. 3**

Familie: Ericaceae, Heidekrautgewächse

Charakteristika:

Vorkommen: Wächst vor allem in moorigen Gegenden.

Größe: Bis zu 40 cm hoher, immergrüner Strauch.

Blätter: Bläulich-grün, am Rand eingerollt, lanzettartig.

Blüten: Im Mai/Juni mit rötlichen Doldentrauben von glockenartigen Blüten.

Früchte: Kapsel fünffächrig.

Toxin: O-Acetyl-andromedol, Andromedotoxin.

Toxin enthalten in: Blätter und Blüten.

Toxizität: ++

Gefährdung: ++
Vergiftungen sind bei Ziegen und Schafen beschrieben.

! Beim Menschen ist eine Verwechslung mit Rosmarin möglich.

Arum maculatum, Gefleckter Aronstab

Familie: Araceae, Aronstabgewächse

Charakteristika:

Vorkommen: Wächst bevorzugt in feuchten, schattigen Laubwäldern.

Größe: Bis zu 60 cm hohes Kraut mit knolligem Rhizom.

Blätter: Langgestielt, dunkelgrün mit dunklen Flecken.

Blüten: Von April bis Juni große, tütenförmige Blüte, grün-weißlich mit dunkelrotem Kolben in der Mitte. Die Blüte verströmt einen unangenehmen Geruch.

Früchte: Beeren sind erst grün, dann scharlachrot und von süßlichem Geschmack (Juli bis September).

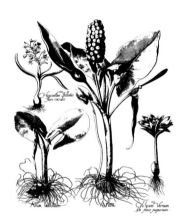

Toxin: Oxalate, Aroin, zyanogene Glykoside, Saponine.

Toxin enthalten in: Alle Pflanzenteile.

Toxizität: +++

Gefährdung: +
Vergiftungen bei Rindern, Schafen, Schweinen, Hunden und Pferden sind bekannt, aber wegen des unangenehmen Geschmacks selten. Die Beeren gelten als ungiftig für Vögel. Kinder sind vor allem durch die Beeren gefährdet.

! Verwechslungsgefahr besteht mit dem Wilden Feldspinat (*Chenopodium bonus-henricus*).

Atropa belladonna, Tollkirsche

➣ **Abb. 4**

Familie: Solanaceae, Nachtschattengewächse

Charakteristika:

Vorkommen: In Laub- und Mischwäldern wachsende Staude, eher in Mittel- und Süddeutschland beheimatet.

Größe: Bis zu 1,5 m hoch wachsend mit holzigem, drüsig behaartem Stängel.

Blätter: Grau-grün, flaumig behaart, eiförmig, wechselständig angeordnet.

Blüten: Von Juni bis September glockenförmig, braunviolett mit dunklen Adern.

Früchte: Kirschgroße, vielsamige, süßlich schmeckende Beeren, die erst grün, dann schwarz sind (Juli bis Oktober). In den Sommermonaten gleichzeitiges Tragen von Blüten, reifen und unreifen Früchten.

Toxin: Atropin, Scopolamin, L-Hyoscyamin.

Toxin enthalten in: Ganze Pflanze.

Toxizität: ++++

Gefährdung: ++

Vergiftungen bei Haustieren sind eher selten. Katzen reagieren am empfindlichsten, gefolgt von Pferd, Rind und Schaf. Vögel, Ziegen, Kaninchen und Meerschweinchen gelten als relativ resistent. Kinder sind vor allem durch die Beeren gefährdet.

Aucuba japonica, Japanische Goldorange

➤ **Abb. 5**

Familie: Cornaceae, Hartriegelgewächse

Charakteristika:

Vorkommen: Topf- oder Gartenpflanze.
Blätter: Immergrün, bis zu 20 cm lang, panaschiert.
Blüten: Blüht März/April mit kleinen, rötlichen Rispen.
Früchte: Scharlachrote Beeren.

Toxin: Aucubin.

Toxin enthalten in: Ganze Pflanze.

Toxizität: +

Gefährdung: +
Vergiftungen sind bei Mensch, Hund und Katze bekannt.

Brassica nigra, Schwarzer Senf

Familie: Brassicaceae, Kreuzblütler

Charakteristika:

Vorkommen: Kulturpflanze zur Senfherstellung, auch verwildert an Wegrändern und Flussufern wachsend.

Größe: Bis 1 m hohes Kraut.

Blätter: Lanzettlich, gestielt.

Blüten: Von Juni bis September in goldgelben Trauben blühend.

Früchte: Senfkörner (dunkelrotbraun) liegen in bis zu 2 cm langen Schoten.

Toxin: Senföle, z. B. Sinigrin (wird u. a. in Allylsenföl gespalten), Sinapin.

Toxin enthalten in: Ganze Pflanze, vor allem in den Samen.

Toxizität: ++

Gefährdung: +

Vergiftungen sind beim Menschen durch übermäßigen Senfgenuss, bei Tieren durch Aufnahme der samentragenden Pflanze bzw. Senfschrot möglich. Wegen des Fütterungsverbots von Pressrückständen und der Pflanze sind Vergiftungen aber selten.

Brassica oleracea, Gemüse-Kohl

1

Familie: Brassicaceae, Kreuzblütler

Charakteristika:
Bekannte Kohlsorten wie Blatt-, Wirsing-, Weiß-, Rot-, Rosen- und Blumenkohl.

Toxin: Sinigrin (siehe Senföle), S-Methylcysteinsulfoxid (SMCO) (wird im Körper zu Dimethylsulfid, siehe Propyldisulfide), Progoitrin.

Toxin enthalten in: Ganze Pflanze, besonders in den Blättern und Strünken.

Toxizität: +

Gefährdung: Mensch (+), Tier +
Vergiftungen sind bei Wiederkäuern bekannt. Rind: Maximale Aufnahme 30 kg/Tag. Beim Menschen ist durch übermäßigen Kohlgenuss eine Kropfbildung möglich.

Brunfelsia pauciflora, Brunfelsie

➢ **Abb. 6**

Familie: Solanaceae, Nachtschattengewächse

Charakteristika:

Vorkommen: Zimmer- und Kübelpflanze.

Blätter: Lanzettförmig, dunkelgrün, ledrig.

Blüten: Charakteristische weiße bis violette, scheibenförmige Blüten.

Früchte: Schwarze Beerenfrüchte.

Toxin: Manacin.

Toxin enthalten in: Ganze Pflanze, besonders in den Wurzeln.

Toxizität: ++

Gefährdung: +

Vergiftungen sind bei Hunden aus den Tropen und Subtropen bekannt.

Bryonia alba,
Weiße Zaunrübe

1

Familie: Cucurbitaceae, Kürbisgewächse

Charakteristika:

Vorkommen: Krautige Kletterpflanze mit rübenförmigen Wurzeln, wächst in Gebüschen und an Zäunen.

Blätter: Fünflappig, herzförmig, hellgrün.

Blüten: Von Juni bis September Ausbildung kleiner, gelblich-weißer Blüten, in losen Dolden stehend.

Früchte: Schwarze, erbsengroße Beeren (August bis Oktober).

Toxin: Cucurbitacine.

Toxin enthalten in: Ganze Pflanze, besonders in den Beeren und Wurzeln.

Toxizität: +++

Gefährdung: ++

Tödliche Vergiftungen bei Hund, Schwein, Huhn, Ente und Rind sind bekannt. Kinder sind allem durch die Beeren gefährdet.

Bryonia cretica,
Rotbeerige Zaunrübe

➢ **Abb. 7**

Familie: Cucurbitaceae, Kürbisgewächse

Charakteristika:

Vorkommen: Krautige Kletterpflanze mit rübenförmigen Wurzeln, wächst in Gebüschen und Hecken.

Blätter: Fünflappig, herzförmig, hellgrün.

Blüten: Von Juni bis September Ausbildung kleiner, gelblich-weißer Blüten, in losen Dolden stehend.

Früchte: Scharlachrote Beeren von August bis Oktober, riechen beim Zerdrücken unangenehm.

Toxin: Cucurbitacine.

Toxin enthalten in: Ganze Pflanze, besonders in den Beeren und Wurzeln.

Toxizität: +++

Gefährdung: ++
Tödliche Vergiftungen bei Hund, Schwein, Huhn, Ente und Rind bekannt. Kinder sind vor allem durch die Beeren gefährdet.

Buxus sempervirens, Buchsbaum

Familie: Buxaceae, Buchsbaumgewächse

Charakteristika:

Vorkommen: Gärten, Parks, Friedhöfe, wird gerne in der Floristik verwendet.

Größe: Immergrüner, bis 4 m hoher Strauch.

Blätter: Bis 2 cm lang, dunkelgrün, eiförmig, ledrig, gegenständig.

Blüten: Unscheinbar, gelblich-weiß, sitzen geknäult in den Blattachseln (März bis Mai).

Früchte: Blaugrün, bereift, dreihörnige Kapsel mit sechs schwarzen, glänzenden Samen (September/Oktober).

Toxin: Buxus-Alkaloide.

Toxin enthalten in: Ganze Pflanze, vor allem in Blättern, Rinde und Früchten.

Toxizität: +++

Gefährdung:
Mensch +, Tiere +++
Vergiftungen bei Tieren häufig durch abgeschnittene, angewelkte Äste (frische Blätter schmecken bitter).

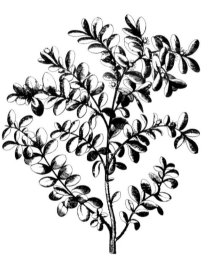

Cannabis sativa,
Hanf

➤ **Abb. 8**

Familie: Cannabaceae, Hanfgewächse

Charakteristika:

Vorkommen: Illegale Kulturpflanze.

Größe: Bis zu 1,5 m hohes Kraut.

Blätter: Gefiedert mit borstiger Oberseite und weich behaarter Unterseite.

Blüten: Unscheinbare grünliche Blüten von Juli bis August.

Früchte: Eiförmige Nüsschen.

Toxin: Tetrahydrocannabinol (THC) und andere Cannabinoide.
Als Haschisch bezeichnet man das Harz der weiblichen Pflanze, als Marihuana
getrocknete Hanfteile.

Toxin enthalten in: Ganze Pflanze.

Toxizität: ++

Gefährdung: ++
Bei Tieren, am häufigsten sind Hunde betroffen, erfolgt die Aufnahme meistens
oral (Cannabis-Kekse, *joints*), aber auch Fälle von Intoxikationen durch In-
halation sind beschrieben worden. Vielfach werden diese Vergiftungen bewusst
herbeigeführt.

Chaerophyllum temulum, Hecken-Kälberkropf

Familie: Apiaceae, Doldenblütler

Charakteristika:

Vorkommen: An schattigen Gebüschen, Hecken, Wegrändern, Schuttplätzen und in Mischwäldern, fehlt in Gebirgen.
Größe: 30–100 cm hohes Kraut mit kräftiger Pfahlwurzel.
Stängel: Hohl, kantig, behaart, mit dunkelroten Flecken.
Blätter: Einfach bis doppelt gefiedert, Unterseite der Blätter rot bis braun gefleckt.
Blüten: Von Mai bis Juli in weißlichen bis rötlichen, flachen Dolden, sechs bis acht kleine Dolden pro Stängel.
Früchte: Schwärzlich, ca. 7 mm lang, längs gerippt.

Toxin: Chaerophyllin, Coniin, Falcarinol.

Toxin enthalten in: Ganze Pflanze, Trocknung mindert die Toxizität nicht.

Toxizität: +

Gefährdung: +
Vergiftungen sind bei Weidevieh nach Aufnahme größerer Mengen bekannt, Schweine reagieren empfindlicher als Rinder.

! Eine Verwechslungsgefahr besteht mit dem ungiftigen Wiesenkerbel (*Anthriscus sylvestris*).

Cicuta virosa,
Wasserschierling

Familie: Apiaceae, Doldenblütler

Charakteristika:

Vorkommen: In Sumpfgebieten und in Uferzonen langsam fließender Gewässer, am häufigsten in Norddeutschland anzutreffen, im Gebirge fehlend.

Größe: Bis zu 1 m hohe Pflanze mit dickem, gekammertem Wurzelstock und hohlem Stängel.

Blätter: Gesägt, schmal, zwei- bis dreifach fiederteilig, unangenehm riechend.

Blüten: Von Juli bis September weiße Doldenblüten.

Früchte: 2 x 3 mm groß, braungelb, dunkel gestreift.

Toxin: Cicutoxin.

Toxin enthalten in: Ganze Pflanze, besonders in Stängel und Wurzel. Trocknung zerstört das Cicutoxin nicht. Höchster Toxingehalt ist im Spätherbst zu erwarten.

Toxizität: +++

Gefährdung: +++
Vergiftungen sind bei Pferd und Rind beschrieben, Schweine sind weniger gefährdet. Vor allem Rinder scheinen die Wurzeln gerne zu fressen.

! Beim Menschen sind Vergiftungen durch Verwechslungen mit der Sellerieknolle oder der Petersilienwurzel möglich.

Clivia miniata, Riemenblatt

➤ **Abb. 9**

Familie: Amaryllidaceae, Narzissengewächse

Charakteristika:

Vorkommen: Zimmerpflanze.

Größe: Bis 60 cm hoch.

Blätter: Dunkelgrün, riemenartig, grundständig, bogenförmig wachsend.

Blüten: Trichterförmig, rot, doldenartig angeordnet.

Früchte: Eiförmige, rote Kapseln.

Toxin: Lycorin.

Toxin enthalten in: Ganze Pflanze, besonders der Zwiebelstamm enthält das Toxin.

Toxizität: ++

Gefährdung: +

Vergiftungen sind bei Hund und Katze dokumentiert.

Codiaeum variegatum pictum, Kroton

Familie: Euphorbiaceae, Wolfsmilchgewächse

Charakteristika:

Vorkommen: Zimmerpflanze, als Schnittgrün in der Floristik verwendet.
Größe: Bis zu 1 m hoch wachsend.
Blätter: 20–50 cm lang, ausgeprägte Blattnerven, farblich stark variierend panaschiert, sehr unterschiedliche Blattformen möglich.
Blüten: Unscheinbar.

Toxin: Phorbolester.

Toxin enthalten in: Ganze Pflanze.

Toxizität: ++

Gefährdung: Mensch +, Tier ++
Vergiftungen bei Menschen, Hunden, Katzen und Amazonen sind bekannt.

Colchicum autumnale, Herbstzeitlose

➤ **Abb. 10**

Familie: Liliaceae, Liliengewächse

Charakteristika:

Vorkommen: Wächst auf feuchten Wiesen, in Deutschland vor allem südlich der Mainlinie; Zierpflanze.
Größe: Knollenpflanze, bis 40 cm hoch.
Blätter: Im Frühjahr wachsen dunkelgrüne, lanzettförmige Blätter (tulpenähnlich).
Blüten: Bildet im Herbst (September/Oktober) violette Blüten (5–20 cm hoch) ohne Stängel.
Früchte: Von Mai bis Juni sitzen zwischen den Blättern braune Samenkapseln mit zahlreichen braunen Samen (bis 3 mm dick, rundlich, hart, braun, bitter-scharf schmeckend, mit klebrigen Anhängseln).

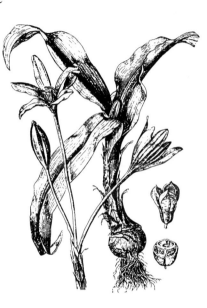

Toxin: Colchicin.

Toxin enthalten in: Ganze Pflanze, besonders aber Knolle und Samen enthalten das Toxin. Die Pflanze ist auch getrocknet giftig.

Toxizität: ++++

Gefährdung: +++
Pferd und Schwein gelten als empfindlicher als Rind und Schaf.
! Beim Menschen besteht Vergiftungsgefahr durch Verwechslung mit Bärlauchblättern (hier allerdings würziger, knoblauchartiger Geruch).

Conium maculatum,
Gefleckter Schierling

> ➢ **Abb. 11a, b**

Familie: Apiaceae, Doldenblütler

Charakteristika:

Vorkommen: Wächst an schattigen, feuchten Stellen.

Größe: Bis zu 2 m hohes Doldengewächs.

Stängel: Blaubereift, rotbraun gefleckt, hohl, außen gerillt, stark ästig; riecht beim Zerreiben mäuseharnartig.

Blätter: Zwei- bis dreifach gefiedert, fiederspaltig, dunkelgrün, glänzend.

Blüten: Von Juni bis September unscheinbar weißlich, in zehn- bis zwanzigstrahligen Dolden.

Früchte: Grünlich-grau, ca. 3 mm lang, rundlich, leicht gerillt.

Toxin: Coniin.

Toxin enthalten in: Ganze Pflanze; höchster Toxingehalt im Frühling. Nach Trocknung nimmt der Alkaloidgehalt nur langsam ab.

Toxizität: ++++

Gefährdung: +++

Am empfindlichsten reagieren Rinder. Bekannt sind Vergiftungen außerdem bei Pferden, Schweinen, Schafen, Ziegen, Elchen, Kaninchen, Hühnern und Puten. Bei ausreichender Nahrung wird die Pflanze von Tieren gemieden, nur Schweine scheinen diese Pflanze gerne zu fressen. Singvögel können die Samen unbeschadet aufnehmen.

! Menschen sind gefährdet durch die Verwechslungsmöglichkeit der Wurzel mit Meerrettich oder Petersilie (Unterscheidung: Geruch) oder der Samen mit Anis und Fenchel.

Convallaria majalis, Maiglöckchen

➤ **Abb. 12**

1

Familie: Liliaceae, Liliengewächse

Charakteristika:

Vorkommen: Gartenpflanze, auch wild in Wäldern in Gruppen wachsend, häufig in der Floristik verwendet.

Größe: 15–20 cm hoch mit verzweigtem Wurzelstock.

Blätter: Grundständig, ganzrandig, parallelnervig.

Blüten: Von April bis Juni typische glockenförmige, weiße Blüten in nickenden Trauben.

Früchte: Im Sommer erbsengroße, rote Beeren mit zwei bis sechs bläulichen Samen.

Toxin: Convallatoxin, Saponine.

Toxin enthalten in: Ganze Pflanze, vor allem in den Blüten, Samen und im Rhizom. Trocknen mindert die Toxizität nicht.

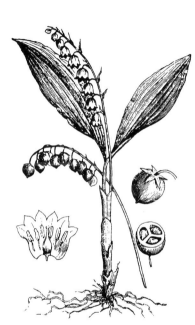

Toxizität: ++++

Gefährdung: Säugetiere, Mensch ++, Geflügel +++
Vergiftungen sind bei Mensch und Tier (Hund, Katze, Gans, Ente) bekannt.

! Es besteht eine Verwechslungsgefahr mit dem Bärlauch (*Allium ursinum*).

Cycas revoluta, Palmfarn

➢ **Abb. 13**

Familie: Cycadaceae, Palmfarne

Charakteristika:

Vorkommen: In Westeuropa nur als Zimmerpflanze.

Größe: Bis zu 3 m hoch wachsend.

Blätter: Aus dickem Strunk entspringende, palmähnliche, bis 2 m lange Blätter.

Blüten: Selten bildet sich ein großer Blütenzapfen aus.

Toxin: Cycasin.

Toxin enthalten in: Ganze Pflanze, besonders in den Samen und der Wurzel.

Toxizität: ++

Gefährdung: +
Schwere Vergiftungen sind bei Mensch und Tier nur in den Heimatländern der Pflanze (vor allem Ostasien, Südafrika, USA (Florida), Australien) zu erwarten.

Bemerkung: Ähnliche Vergiftungen sind auch durch *Zamia*- und *Macrozamia*-Arten bekannt.

Cyclamen persicum, Alpenveilchen; Cyclamen europaeum, Wildes Alpenveilchen

➤ **Abb. 14**

Familie: Primulaceae, Primelgewächse

Charakteristika:

Vorkommen: Zimmerpflanze, Schnittblume, wildwachsend im Alpenraum.

Größe: Krautige, bis 15 cm hohe Pflanze mit knollig verdicktem Rhizom.

Blätter: Herzförmig, silbrig-grau panaschiert, Blattrand schwach gezähnt.

Blüten: Blumenkrone mit nach hinten gerichteten Zipfeln, in violett, rot, rosa oder weiß.

Toxin: Cyclamin.

Toxin enthalten in: Ganze Pflanze, vor allem in der Knolle.

Toxizität: ++

Gefährdung: Mensch +, Tiere ++
Sehr empfindlich reagieren Vögel, Fische und Amphibien auf das Toxin, Schweine hingegen gelten als unempfindlich. Die Knolle schmeckt sehr bitter und wird daher in größeren Mengen selten aufgenommen.

Bemerkung: Extrakte aus der Wurzel werden in verschiedenen Ländern zum Fischfang eingesetzt (Veränderung der Permeabilität des Kiemenepithels).

Daphne mezereum, Seidelbast, Kellerhals, „Deutscher Pfeffer"

➤ **Abb. 15**

Familie: Thymelaeaceae, Seidelbastgewächse

Charakteristika:

Vorkommen: An Waldrändern, Bachufern, Gärten und Parkanlagen; fehlt im nordwestdeutschen Flachland.

Größe: Bis zu 1,5 m hoch wachsender Strauch.

Blätter: Ganzrandig, lanzettlich, wechselständig, erscheinen erst nach der Blütezeit, stehen oberhalb der fruchttragenden Triebe am Zweigende.

Blüten: Februar bis April erscheinen rosa- bis karminrote, nach Mandeln duftende, vierzählige Blüten an den Stängeln.

Früchte: Juli bis Oktober erbsengroße, rote, kugelige, beerenartige Steinfrüchte mit schwarzem Samen; die weißblühenden Varietäten entwickeln weißlichgelbe Früchte. Andere *Daphne*-Arten entwickeln schwärzliche Früchte.

Toxin: Daphnetoxin (Rinde), Mezerein (Samen).

Toxin enthalten in: Ganze Pflanze, besonders in den Samen und in der Rinde, Trocknung hat keinen Einfluss auf die Toxizität.

Toxizität: ++++

Gefährdung: ++

Bei Tieren kommt es selten zu Vergiftungen, da alle Pflanzenteile einen scharfbrennenden Geschmack besitzen. Kinder sind durch die Früchte gefährdet. Eine ausgeprägte Dermatitis ist durch Hautkontakt möglich.

Datura stramonium, Gemeiner Stechapfel

➢ **Abb. 16**

1

Familie: Solanaceae, Nachtschattengewächse

Charakteristika:

Vorkommen: Pflanze ist bevorzugt an Wegrändern und Schutthalden zu finden.

Größe: Bis zu 1,2 m hohes Kraut.

Blätter: Gestielt, eiförmig, buchtig gezähnt.

Blüten: Weiß bis violett, stehen einzeln in den Astgabeln, trompetenförmig, fünfzipflig, Kronröhre bis zu 10 cm lang (April bis Oktober).

Früchte: Eiförmig, mit Stacheln besetzte, bis 5 cm lange, braune Kapseln, die schwarze, nierenförmige, platte Samen enthalten (Juli bis November).

Als Zierpflanzen häufig vorkommend: Engelstrompete (*Brugmansia* früher *Datura suaveolens*). Die Blüten können weiß, rosa, gelb, lachsfarben oder orangegelb sein.

Toxin: Scopolamin, Hyoscyamin, Atropin.

Toxin enthalten in: Ganze Pflanze, besonders aber in Wurzeln und Samen, höchster Wirkstoffgehalt vor der Blüte.

Toxizität: ++++

Gefährdung: ++
Vergiftungen durch die frische Pflanze sind bei Tieren (Hund, Katze) selten, allerdings mit durch *Brugmansia*-Samen verunreinigtem Futter bekannt (Pferd, Rind, Schaf, Ziege, Schwein). Geflügel gilt als relativ unempfindlich.

! Menschen missbrauchen Pflanzenteile von *Brugmansia*-Arten wegen der halluzinogenen Wirkung oft als Rauschmittel.

Bemerkung: *Brugmansia*-Zubereitungen wurden früher eingesetzt als „Asthmazigaretten", auch beliebtes Rauschmittel bei Indianern in Mittel- und Südamerika.

Delphinium consolida, Consolida regalis, Acker-Rittersporn

➤ **Abb. 17**

Familie: Ranunculaceae, Hahnenfußgewächse

Charakteristika:

Vorkommen: Ackerunkraut, verwandte Arten auch als Gartenzierpflanze.
Größe: Bis ca. 40 cm hohes Kraut.
Blätter: Zwei- bis dreiteilig, wechselständig, lange Zipfel.
Blüten: Von Mai bis August blühend, große, blau-violette Blüten stehen endständig, traubenförmig.
Früchte: Samen dunkelbraun, rau beschuppt.

Toxin: Delphinin, Methyllycaconitin.

Toxin enthalten in: Vor allem in den Blüten und den Samen.

Toxizität: ++

Gefährdung: +
Weidetiere mit Mineralstoffmangel fressen diese Pflanze gerne (Kalziumreichtum). In Deutschland sind Vergiftungen mit Acker-Rittersporn sehr selten. Rinder und Pferde gelten als empfindlicher als Schafe. In den USA verursacht die Pflanze bei Rindern hohe Verluste durch *larkspur poisoning*.

Dieffenbachia spp., Dieffenbachie, Schweigrohr

➤ **Abb. 18**

Familie: Araceae, Aronstabgewächse

Charakteristika:

Vorkommen: Zimmerpflanze.
Größe: Bis 3 m hoch wachsend.
Blätter: Bis zu 40 cm groß, unterschiedlich panaschiert, ganzrandig.
Blüten: Selten bildet sich eine unscheinbare Blüte mit gelblichem Blütenkolben und einem grünen Hochblatt aus.
Früchte: Kirschgroße, grüne, sechskantige Beeren.

Toxin: Kalziumoxalat-Nadeln, Oxalsäure.

Toxin enthalten in: Ganze Pflanze, besonders im Stamm.

Toxizität: +++

Gefährdung: ++, Katze +++
Führt sehr häufig zu Vergiftungen bei Mensch und Haustieren. Es soll Zuchtformen geben, die keine Reizwirkung mehr besitzen.

Digitalis spp., Fingerhut

> **Abb. 19a, b**

Familie: Scrophulariaceae, Rachenblütler

Charakteristika:

Vorkommen: In Wäldern an Lichtungen, an Wegrändern und als Zierpflanze.

Größe: Bis zu 1,5 m groß.

Blätter: Lanzettlich, Blattrand leicht gekerbt, Behaarung möglich.

Blüten: Die verschiedenen Arten unterscheiden sich in Größe und Farbe der Blüten (Juni bis September): Roter Fingerhut (*Digitalis purpurea*) purpurrote Blüte; Großblütiger Fingerhut (*Digitalis grandiflora*) über 3 cm große, blassgelbe Blüten, innen braun gefleckt; Gelber Fingerhut (*Digitalis lutea*) ca. 2 cm lange, zitronengelbe Blüten; Wolliger Fingerhut (*Digitalis lanata*) weiße Blüten mit wollig-behaarten Blütenständen.

Früchte: Drüsig-flaumig behaarte Kapseln mit zahlreichen braunen Samen.

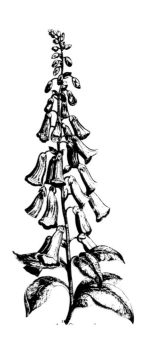

Toxin: Digitoxin, Digoxin.

Toxin enthalten in: Ganze Pflanze.
Toxizität: ++++

Gefährdung: ++
Vergiftungen bei Tieren (mit Ausnahme von Rothirschen, die die Pflanzen gerne fressen) sind nicht so häufig, da die Blätter bitter schmecken.

! Bei Kindern besteht eine Gefährdung durch den Pflanzensaft, bei Erwachsenen durch Zubereitung von Tee aus den Blättern.

Dracaena deremensis, Drachenbaum

➤ **Abb. 20**

1

Familie: Agavaceae, Agaven

Charakteristika:

Vorkommen: Zimmerpflanze.
Größe: Über 1,2 m hoch wachsend.
Blätter: Lanzettförmig, palmähnlich angeordnet, können farbig gestreift oder gesprenkelt sein.
Blüten: Bildet selten weiße oder cremefarbene Blüten aus.

Toxin: Steroidsaponine.

Toxin enthalten in: Pflanzensaft.

Toxizität: +++

Gefährdung: Hund und Katze +++
Todesfälle sind bei Hund und Katze bekannt.

Dryopterix filix-mas, Gemeiner Wurmfarn

➤ **Abb. 21**

Familie: Aspidiaceae, Schildfarne

Charakteristika:

Vorkommen: In schattigen Wäldern und Gebüschen.

Größe: 50–150 cm hoher Farn.

Blätter: Elliptische Farnwedel, die dem länglichen Rhizom direkt am Boden entspringen, Blattoberseite dunkelgrün, -unterseite heller mit kreisrunden Sporenhäufchen; die jungen, noch eingerollten Wedel erinnern an Bischofsstäbe. Querschnitt des Blattstiels: Sieben Gefäßbündel.

Früchte: Sporenbildung Juli bis September.

Toxin: Butanonphloroglucide (Aspidinol, Favaspidsäure, Filixsäure).

Toxin enthalten in: Rhizom und Blattstielbasen, besonders von jungen Pflanzen.

Toxizität: ++

Gefährdung: ++

Vor allem bei Rindern und Schafen sind Vergiftungen bekannt.

Equisetum palustre, Sumpfschachtelhalm

1

Familie: Equisetaceae, Schachtelhalmgewächse

Charakteristika:

Vorkommen: Häufig auf nassen Wiesen und in Sumpfgebieten.

Größe: 20–60 cm hohe, krautige Pflanze mit tief im Boden liegender Grundachse (bis 4 m tief).

Blätter: Quirlig angeordnete, gerippte Sprosse.

Früchte: Sporenreife Juni bis September, Fruchtkörper mit Sporenbehältern an der Sprossspitze.

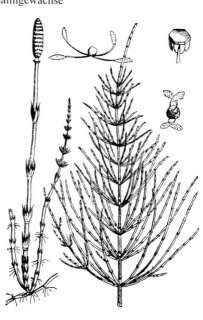

Toxin: Palustrin, Thiaminasen.

Toxin enthalten in: Ganze Pflanze, auch getrocknet oder als Silage toxisch.

Toxizität: +++

Gefährdung: ++

Vergiftungen sind bei Rind, Pferd und Schaf bekannt.

Euphorbia cyparissias, Zypressen-Wolfsmilch

➤ **Abb. 22**

Familie: Euphorbiaceae, Wolfsmilchgewächse

Charakteristika:

Vorkommen: In Mitteleuropa häufig auf Äckern, Wiesen und Wegrändern wachsend.

Größe: Bis 50 cm hohe, milchsaftführende Pflanze mit kriechendem Wurzelstock.

Blätter: Sehr schmal, ganzrandig, wechselständig stehend.

Blüten: Gelbgrün, in Trugdolden stehend, Blütezeit: April bis Mai; nach dem Verblühen sind Hochblätter rot gefärbt.

Früchte: Dreifächrige, fast kugelige, fein punktierte Kapseln.

Toxin: Phorbolester, Triterpensaponine.

Toxin enthalten in: Ganze Pflanze, auch getrocknet toxisch.

Toxizität: +++

Gefährdung: ++

Tiere sind vor allem durch kontaminiertes Heu gefährdet, die frische Pflanze schmeckt bitter.

Euphorbia helioscopia, Sonnen-Wolfsmilch

1

Familie: Euphorbiaceae, Wolfsmilchgewächse

Charakteristika:

Vorkommen: In Mitteleuropa weit verbreitet an Äckern und Wegrändern.

Größe: 10–30 cm hohe, milchsaftführende Pflanze.

Blätter: Umgekehrt ei- bis keilförmig, zerstreut angeordnet, an der Blattspitze klein gesägt.

Blüten: Unscheinbar, in Scheindolden stehend, blüht von Juni bis Oktober.

Früchte: Dreifächrige, grünliche Kapsel, Samen eiförmig, braun.

Toxin: Phorbolester, Triterpensaponine.

Toxin enthalten in: Ganze Pflanze, auch getrocknet toxisch.

Toxizität: +++

Gefährdung: ++

Tiere sind vor allem durch kontaminiertes Heu gefährdet, die frische Pflanze schmeckt bitter.

Euphorbia pulcherrima, Weihnachtsstern

> **Abb. 23**

Familie: Euphorbiaceae, Wolfsmilchgewächse

Charakteristika:

Vorkommen: In den Wintermonaten beliebte Zimmerpflanze und Schnittblume.

Größe: 60–120 cm hohe, milchsaftführende Pflanze.

Blätter: Langgestielt, eiförmig, buchtig gelappt, wechselständig.

Blüten: Die Hochblätter der Scheinblüten können weiß, gelb, rosa, lachsfarben oder rot sein.

Toxin: Triterpen- und Diterpenester (beta-Amyrin, Pseudotaraxerol, Pulcherrol), siehe Amyrin.

Toxin enthalten in: Ganze Pflanze, vor allem im Milchsaft; heutige Zuchthybriden sind meist weniger toxisch als die Wildform.

Toxizität: ++

Gefährdung: + bis +++

Vergiftungen sind bei Mensch, Hund und Katze bekannt. Berichte über tödliche Vergiftungen bei Hund und Katze sind meist älteren Datums.

Euonymus (Evonymus) europaea, Pfaffenhütchen

➤ **Abb. 24**

Familie: Celastraceae, Spindelbaumgewächse

Charakteristika:

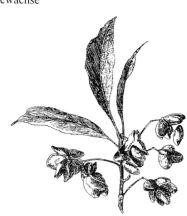

Vorkommen: In Mitteleuropa weit verbreitet an Hecken und Waldrändern, in Gärten und Parkanlagen (*Euonymus* [auch: *Evonymus*] *japonica* oft als Zierpflanze).

Größe: Wächst als Baum oder Strauch bis 6 m hoch.

Blätter: Ei-lanzettförmig, fein gekerbt, kreuzweise gegenständig, färben sich im Herbst rot.

Blüten: Klein, gelblich-grün, vierzählig, in Scheindolden stehend, Mai/Juni.

Früchte: Ab Juli Ausbildung der typischen karminroten vierfächrigen Samenkapseln, Samen hängen an Fäden heraus.

Toxin: Evonosid (Digitaloid).

Toxin enthalten in: Ganze Pflanze, vor allem aber in den Früchten; Trocknung mindert die Toxizität nicht.

Toxizität: +++

Gefährdung: +++
Vergiftungen bei Mensch, Pferd, Schaf und Ziege sind beschrieben.

Fagus silvatica,
Rotbuche

➤ **Abb. 25**

Familie: Fagaceae, Buchengewächse

Charakteristika:

Vorkommen: Häufiger mitteleuropäischer Laubbaum.

Größe: 40–50 m hoch mit glatter, grauer Rinde.

Blätter: Spitzeiförmig mit welligem Rand, wechselständig.

Blüten: Männlich Kätzchen, weiblich gestielte Köpfchen (Mai).

Früchte: Bucheckern, September/Oktober, dreikantig im holzigen, weichstacheligen Fruchtbecher.

Toxin: L-Willardiin, Saponine, Oxalsäure, Thiaminasen.

Toxin enthalten in: Die Bucheckern sind toxisch.

Toxizität: +++

Gefährdung: +, Pferd +++ (vermutlich wegen Thiaminasen).

Vergiftungen sind bei Mensch und Tier bekannt. Großtiere sind durch Verfütterung von Presskuchen gefährdet. Pferde und Rinder gelten als sehr empfindlich. Tödliche Intoxikationen sind auch beim Meerschweinchen beschrieben.

Ficus benjamina, Birkenfeige

> **Abb. 26**

Familie: Moraceae, Maulbeerbaumgewächse

Charakteristika:

Vorkommen: Milchsaftführende Zimmerpflanze.
Größe: Bis 180 cm hohes, reich verzweigtes Bäumchen.
Blätter: Ganzrandig, wechselständig, dunkelgrün, glänzend, gestielt, 10–15 cm lang.
Blüten: Unscheinbar.
Früchte: Tiefrote Beerenfrüchte.

Toxin: Ficin, Furocumarine.

Toxin enthalten in: Ganze Pflanze.

Toxizität: ++

Gefährdung: Mensch +, Hund ++, Katze und Kaninchen +++
Ficus-Ingestionen bei Kleintieren geben häufig Anlass zur Konsultation von Giftzentralen.

Ficus elastica, Gummibaum

➢ **Abb. 27**

Familie: Moraceae, Maulbeerbaumgewächse

Charakteristika:

Vorkommen: Milchsaftführende Zimmerpflanze.

Größe: Bis zu 3 m hoch wachsend.

Blätter: Ganzrandig, wechselständig, dunkelgrün (oder panaschiert), glänzend, gestielt, bis 30 cm lang.

Blüten: Bei Wohnungshaltung blüht der Gummibaum praktisch nicht.

Toxin: Ficin, Furocumarine.

Toxin enthalten in: Ganze Pflanze.

Toxizität: ++

Gefährdung: Mensch +, Hund ++, Katze und Kaninchen +++
Ficus-Ingestionen bei Kleintieren geben häufig Anlass zur Konsultation von Giftzentralen.

Galega officinalis, Geißraute

1

Familie: Fabaceae, Schmetterlingsblütler

Charakteristika:

Vorkommen: In Deutschland eher selten, wächst bevorzugt in feuchten Gebieten.

Größe: Bis zu 1 m hohe Pflanze mit rübenförmiger Pfahlwurzel und hohlem Stängel.

Blätter: Gefiedert, stachelspitzig, lanzettlich.

Blüten: Juli/August, weiß bis bläulich, traubenförmig angeordnet.

Früchte: Samen (braun, abgeflacht) in bis 3 cm langen Hülsen.

Toxin: Galegin.

Toxin enthalten in: Ganze Pflanze, besonders in den Samen. Der Toxingehalt ist während der Blütezeit und der Fruchtbildung am höchsten. Auch die getrocknete Pflanze ist giftig.

Toxizität: ++

Gefährdung: +, Rind, Schaf ++

Vergiftungen bei Weidetieren sind bekannt, aber in Deutschland im Gegensatz zu Frankreich selten. Besonders Schafe und Rinder sind gefährdet, wenn kontaminiertes Heu oder Silage verfüttert wird. Die frische Pflanze besitzt einen unangenehmen Geschmack. Kaninchen und Hunde gelten als unempfindlich.

Glechoma hederacea, Gundelrebe, Gundermann

Familie: Lamiaceae, Lippenblütler

Charakteristika:

Vorkommen: In Mitteleuropa häufig auf Wiesen, an Hecken, in Wäldern, in Gärten (als Unkraut).

Größe: Kriechendes Kraut mit 20–40 cm langen Stängeln, bildet nach der Blüte über 1 m lange Ausläufer.

Blätter: Nieren- bis herzförmig, gekerbt; beim Zerreiben der Blätter würziger, minzeartiger Duft.

Blüten: Blauviolett, 1–2 cm lang, dreilappig, Unterlippe länger, achselständig April bis Juni.

Früchte: 0,8 mm langes Nüsschen mit vier einsamigen Teilfrüchten.

Toxin: Glechomin, Saponine, ätherische Öle.

Toxin enthalten in: Ganze Pflanze.

Toxizität: ++

Gefährdung: + bis +++ (Pferd).

Gloriosa superba, Prachtlilie

Familie: Liliaceae, Liliengewächse

Charakteristika:

Vorkommen: Zimmerpflanze und Schnittblume.

Größe: Kletterpflanze mit knolligem Rhizom, 90–180 cm groß.

Blätter: Stängelumfassend, gegenständig, länglich-oval, hellgrün, glänzend, Blattspitze in kleine Ranke auslaufend.

Blüten: Blütenblätter rot mit gelbem Rand, leicht gekräuselt, zurückgeschlagen, sitzen auf langem Stiel.

Toxin: Colchicin.

Toxin enthalten in: Ganze Pflanze, besonders aber in der Knolle.

Toxizität: +++

Gefährdung: ++
Schwere Vergiftungen bei Mensch und Tier sind aus Afrika und Asien bekannt.

Hedera helix,
Efeu

➢ **Abb. 28**

Familie: Araliaceae, Efeugewächse

Charakteristika:

Vorkommen: Häufig in Gärten und Wäldern, als Zimmerpflanze und in floristischen Arrangements.

Größe: 20–50 m lang wachsende Kletterpflanze.

Blätter: Immergrün, ledrig, glänzend, eiförmig bis drei- bis fünflappig.

Blüten: Von August bis Oktober unscheinbare grüne Blüten, in Dolden stehend.

Früchte: Erst rötlich-lila, später (Frühjahr) blauschwarze, bitter schmeckende Beeren mit drei bis fünf nierenförmigen Samen.

Toxin: Hederasaponine (z. B. Hederin), Falcarinol.

Toxin enthalten in: Ganze Pflanze, vor allem im Fruchtfleisch der Beeren.

Toxizität: ++

Gefährdung: ++
Vergiftungen bei Rindern, Rehen, Hunden, Katzen, Hühnern und Menschen sind beschrieben.

Heracleum mantegazzianum, Herkuleskraut

➢ **Abb. 29**

Familie: Apiaceae, Doldengewächse

Charakteristika:

Vorkommen: Häufig in Gärten oder verwildert.

Größe: Bis zu 4 m hoch mit hohlem, rot gesprenkeltem, behaartem, kantigem Stängel.

Blätter: Gefiedert, meist dreizählig, Durchmesser bis zu 1 m.

Blüten: Von Juli bis September in großen (bis 50 cm Durchmesser), weißen Dolden blühend.

Früchte: Oval, bis zu 1,3 cm lang, spärlich behaart.

Toxin: Xanthotoxin, siehe Furocumarine.

Toxin enthalten in: Ganze Pflanze, besonders aber im Saft.

Toxizität: +++

Gefährdung: +++
Symptome beim Menschen treten häufig durch Photosensibilisierung bei der Gartenarbeit auf. Schwere Vergiftungen sind auch bei vielen Tierarten beschrieben.

Hydrangea spp.,
Hortensie

➤ **Abb. 30**

Familie: Saxifragaceae, Steinbrechgewächse

Charakteristika:

Vorkommen: Garten- und Zimmerpflanze, getrocknet auch häufig in der Floristik verwendet.

Größe: 30–60 cm hoch, buschartig mit verholzendem Stämmchen.

Blätter: Oval mit gesägten Rändern.

Blüten: Erscheinen im Frühjahr, sind weiß, blau oder rosa, stehen in großen Dolden (Durchmesser bis zu 20 cm).

Toxin: Hydrangin.

Toxin enthalten in: Vor allem in Blättern und Blütenknospen.

Toxizität: +

Gefährdung: +

Vergiftungsfälle sind beschrieben bei Hunden, Katzen, Meerschweinchen, Kaninchen, Rindern und Pferden.

Hypericum perforatum, Johanniskraut

➤ **Abb. 31**

1

Familie: Hypericaceae, Hartheugewächse

Charakteristika:

Vorkommen: Häufig an Wegrändern, Wiesen, lichten Wäldern.

Größe: Bis 50 cm hoch wachsende, in Deutschland weit verbreitete Staude.

Blätter: Gegenständig, eiförmig, 1–2 cm lang, durchscheinend punktiert (Tausendlochkraut).

Blüten: Goldgelb, fünfzählig, stehen in Trugdolden von Juni bis September.

Früchte: Eiförmig mit Drüsen.

Toxin: Hypericin.

Toxin enthalten in: Ganze Pflanze, auch getrocknet.

Toxizität: ++

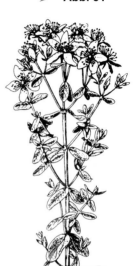

Gefährdung: ++

Vergiftungen kommen vor allem bei Weidetieren (Rind, Pferd, Schaf und Schwein) vor. Als besonders empfindlich gilt das Pferd.

! Beim Menschen besteht Intoxikationsgefahr durch falsche Anwendung hypericinhaltiger Arzneimittel.

Ilex aquifolium, Stechpalme

> **Abb. 32**

Familie: Aquifoliaceae, Stechpalmengewächse

Charakteristika:

Vorkommen: Im Unterholz von Wäldern und als Gartenzierpflanze, Zweige sind als Weihnachtsschmuck beliebt.

Größe: Bis 10 m hoch wachsender, immergrüner Strauch/Baum.

Blätter: Dornig bezahnt, ledrig.

Blüten: Von Mai bis Juni kleine weiße Blüten, meist vierzählig, stehen in Trugdolden.

Früchte: Im Herbst/Winter rote, erbsengroße Steinfrüchte mit vier bis fünf Samen.

Toxin: Rutin, Toxalbumin, Ilicin, Saponine, Methylxanthine (z. B. Theobromin).

Toxin enthalten in: Rote Beeren und Blätter.

Toxizität: +++

Gefährdung: ++
Vergiftungen sind häufig bei Kindern und kleinen Haustieren.

Iris spp., Schwertlilie

> **Abb. 33**

Familie: Iridaceae, Schwertliliengewächse

Charakteristika:

Vorkommen: Gartenpflanze und Schnittblume, aber auch wild wachsend.

Größe: Bis 120 cm hoch wachsende Rhizompflanze.

Blätter: Schmal-linealisch.

Blüten: Groß, bestehen aus drei äußeren Blütenblättern, die nach unten gerichtet sind, und drei inneren, die aufrecht stehen, unterschiedliche Farbvariatäten (Mai bis Juli).

Früchte: Walzenförmige, hängende, dreifächrige Fruchtkapsel, braune Samen.

Toxin: Iridin.

Toxin enthalten in: Ganze Pflanze, vor allem im Rhizom, Trocknung mindert den Toxingehalt nicht.

Toxizität: ++

Gefährdung: +

Vergiftungen meist durch Aufnahme von Rhizomteilen, frische Pflanzen werden wegen des scharfen Geschmacks selten gefressen.

Kalanchoe blossfeldiana, Flammendes Kätchen

Familie: Crassulaceae, Dickblattgewächse

Charakteristika:

Vorkommen: Zimmerpflanze.

Größe: Bis 30 cm hoch wachsend.

Blätter: Fleischig, oval, leicht gebuchtet, rötlich umrahmt, rosettenförmig angeordnet.

Blüten: Gelb, rot, rosa oder violett, doldenförmig, vierzählig.

Weitere toxische Pflanze: *Kalanchoe daigremontiana*, Brutblatt.

Toxin: Bufadienolide (z. B. Daigremontianin), Cotyledontoxin.

Toxin enthalten in: Blättern und Stängel.

Toxizität: ++

Gefährdung: +

Vergiftungen sind bei Katzen, Kaninchen, Chinchilla, Hunden und Hühnern bekannt. In tropischen Ländern kommen durch Crassulaceae-Arten häufig chronische Vergiftungen bei Großtieren (*krimpsiekt*e) mit fortschreitenden Lähmungen der Gliedmaßen und Torticollis vor. Neurologische Symptome sind auch bei Hunden in den USA und Südafrika durch Ingestion von *Kalanchoe*-Anteilen gesehen worden.

Kalmia latifolia, Berglorbeer

Familie: Ericaceae, Heidekrautgewächse

Charakteristika:

Vorkommen: Gartenzierpflanze.

Größe: Bis 1 m hoch wachsender, immergrüner Strauch.

Blätter: Lorbeerartig, wechselständig, 5–10 cm lang, spitz, oval.

Blüten: Rot oder weißlich, vielblütig, offen-glockig (Mai bis Juni).

Früchte: Kugelige Fruchtkapseln, vielsamig.

Toxin: Andromedotoxin.

Toxin enthalten in: Blätter.

Toxizität: + (in Deutschland).

Gefährdung: + (in Deutschland).

In Amerika sind diese Pflanzen auch unter dem Namen „Schafstod" bekannt. Hirsche gelten als immun.

Laburnum anagyroides,
Goldregen

➤ **Abb. 34**

Familie: Fabaceae, Schmetterlingsblütler

Charakteristika:

Vorkommen: Gartenzierpflanze.

Größe: Bis 7 m hoch wachsend.

Blätter: Dunkelgrün, dreizählig, mit langem Stiel, ganzrandig, länglich-oval, an der Unterseite behaart.

Blüten: Von April bis Juni in langen, reichblütigen, gelben Trauben.

Früchte: Ab Juli bohnenartige, dunkelbraune Samen in erst grünen, dann braunen, 5–8 cm langen Hülsen.

Toxin: Cytisin.

Toxin enthalten in: Ganze Pflanze, vor allem aber in den Hülsen, Trocknung mindert die Toxizität nicht.

Toxizität: ++++

Gefährdung: +++

Als besonders empfindlich gelten Mensch, Pferd und Hund (im Gegensatz zum Kaninchen).

Lantana camara, Wandelröschen

➤ **Abb. 35**

Familie: Verbenaceae, Eisenkrautgewächse

Charakteristika:

Vorkommen: Zimmer-, Kübel- und Gartenpflanze.

Größe: 30–100 cm hoher Strauch oder Bäumchen.

Blätter: Runzelig, gesägt, spitz-oval, gegenständig, Unterseite oft grau-weiß behaart.

Blüten: Blüht von Juni bis September in doldigen Köpfchen mit Farbwechsel (Name!) in unterschiedlichen Farbvarietäten.

Früchte: Schwarze, beerenartige Früchte mit hartem Kern (September/Oktober).

Toxin: Lantaden.

Toxin enthalten in: Ganze Pflanze, besonders in den Früchten.

Toxizität: ++

Gefährdung: +

In Europa sind Vergiftungen selten, allerdings bei Hund und Katze beschrieben. In tropischen Ländern (Australien, Indien, Südafrika, Südamerika) kommt es häufig zu tödlichen Vergiftungen bei Weidetieren (Rinder, Schafe, Ziegen), aber auch bei Kängurus und Straußen.

Ligustrum vulgare, Liguster

➤ **Abb. 36**

Familie: Oleaceae, Ölbaumgewächse

Charakteristika:

Vorkommen: In Wäldern und Gärten.

Größe: Bis 5 m hoher Strauch.

Blätter: Lederartig, Oberseite dunkelgrün, Unterseite hellgrün, gegenständig, ganzrandig, kurz gestielt, lanzettlich, bis 7 cm lang.

Blüten: Juni/Juli bis zu 8 cm lange Rispen mit kleinen weißen Blüten (vierzählig), stark duftend.

Früchte: Herbst/Winter erbsengroße, schwarze Beeren mit je zwei bis vier violetten Samen, bitter schmeckend.

Toxin: Ligustrosid.

Toxin enthalten in: Beeren, Blätter und Rinde.

Toxizität: ++

Gefährdung: +

Ernste Vergiftungen sind bei Mensch und Tier selten, aber bei Weidetieren (Todesfälle bei Pferd, Rind, Schaf) durchaus möglich.

Lilium longiflorum, Osterlilie

Familie: Liliaceae, Liliengewächse

Charakteristika:

Vorkommen: Gartenpflanzen, Topfpflanzen und Schnittblumen.

Größe: 50–120 cm hoch wachsende Schuppenzwiebelpflanze.

Blätter: Lanzettlich, ganzrandig, zerstreut stehend.

Blüten: Waagerecht abstehende Trichter, bis 20 cm lang, weiß, sechszählig, ausgeprägte Staubblätter.

Weitere, vor allem aus der Floristik bekannte Arten sind: *Lilium tigrinum*, Tigerlilie; *Hemerocallis* spp., Taglilien; *Lilium speciosum*, Prachtlilie u. a.

Toxin: Unbekannt.

Toxin enthalten in: Ganze Pflanze.

Toxizität: ++

Gefährdung: Katze +++, Hund +

Bei Katzen sind schwerwiegende Vergiftungen bekannt. Hunde reagieren nur mit leichten Symptomen.

Lolium temulentum,
Taumel-Lolch

Familie: Poaceae, Süßgräser

Charakteristika:

Vorkommen: Feuchtes Ödland, Ackerunkraut, heute selten.

Größe: Bis 1 m hohes Gras.

Blätter: Meist aufrechte, scharfe, raue Halme.

Blüten: Mai bis August.

Früchte: Bis zu 20 cm lange Ähre mit länglichen braunen Körnern, sieben- bis neun-nervige Hüllspelzen, Deckspelze mit langer Granne.

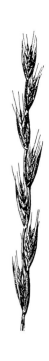

Zwischen Samenschale und Kleberschicht wächst das Myzel des Pilzes *Endoconidium temulentum.* Es wird diskutiert, ob er für die Toxizität verantwortlich ist.

Toxin: Lolin.

Toxin enthalten in: Besonders in den Früchten.

Toxizität: +++

Gefährdung: +
Heute kommt es selten zu Vergiftungen bei Weidetieren, in früheren Zeiten war der Mensch durch verunreinigtes Getreide gefährdet.

Lonicera xylosteum,
Gemeine Heckenkirsche

Familie: Caprifoliaceae, Geißblattgewächse

Charakteristika:

Vorkommen: Verwildert oder angepflanzt, häufig.

Größe: Bis 2 m hoher Strauch mit innen hohlen Ästen.

Blätter: Elliptisch, weich behaart, ganzrandig, gegenständig, 2–6 cm lang, auf kurzem behaarten Stiel.

Blüten: Gelblich-weiße, wohlriechende Blüten von Mai bis Juli, zweilippig, stehen zu zweit auf einem Stiel.

Früchte: Paarige, z. T. miteinander verwachsene, rote, mehrsamige Beeren (Juli/August).

Toxin: Xylostosidin, Saponine.

Toxin enthalten in: Beeren.

Toxizität: ++

Gefährdung: Katze, Kaninchen ++

In der Literatur ist eine tödliche Vergiftung einer Katze durch Jelängerjelieber (*Lonicera caprifolium*) beschrieben.

Lupinus luteus, Gelbe Lupine;
L. angustifolius, Blaue Lupine;
L. polyphyllus, Vielblättrige Lupine

Familie: Fabaceae, Schmetterlingsblütler

➤ **Abb. 37**

Charakteristika:

Vorkommen: „Süßlupine" (alkaloidreduzierte Mutationsform) wird als Futterpflanze, „bittere Lupine" nur zur Gründüngung angebaut. *Lupinus polyphyllus* ist eine beliebte Gartenzierpflanze.

Größe: Bis 120 cm hoch wachsend.

Blätter: Fünf- bis neunzählig gefingert, meist behaart.

Blüten: In unterschiedlichen Farben in langen, dichten, aufrechten Trauben stehend.

Früchte: Behaarte, vielsamige Hülsen.

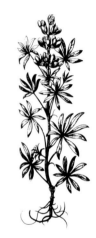

Toxin: „Bittere Lupine" enthält die Alkaloide Lupanin, Lupinin, Anagyrin, Spartein und verursacht *lupine poisoning*. Bei der Vergiftung durch „Süßlupinen" (Lupinose) ist der Verursacher das Mykotoxin Phomopsin, gebildet durch die Pilze *Phomopsis leptostromiformis* und *P. rossiana*.

Toxin enthalten in: Vor allem den Samen, aber auch in den Blättern. Trocknung mindert den Toxingehalt nicht.

Toxizität: + bis +++

Gefährdung: ++
Am empfindlichsten reagieren Pferd und Schaf, gefolgt von Rind und Schwein, sogar Vergiftungen bei Schildkröten sind bekannt. Bei Rindern in den USA läuft die Vergiftung unter dem Namen *crooked calf disease*.

! Vergiftungen kommen bei Kindern durch Zierlupinen (*Lupinus polyphyllus*) vor.

Macadamia integrifolia, *Macadamia tetraphylla*, Macadamia-Nussbaum

Familie: Proteaceae

Charakteristika:

Vorkommen: Tropischer Nussbaum, in Mitteleuropa werden die Nüsse und ihre Produkte in vielen Lebensmittelgeschäften angeboten.

Aussehen: Rundliche, helle Nüsse, ähneln der Haselnuss, allerdings etwa doppelt so groß.

Toxin: Unbekannt.

Toxin enthalten in: Nuss.

Toxizität: +

Gefährdung: ++
Vergiftungen sind nur bei Hunden bekannt.

Mercurialis perennis, Ausdauerndes Bingelkraut

Familie: Euphorbiaceae, Wolfsmilchgewächse

Charakteristika:

Vorkommen: In Mitteleuropa weit verbreitet in schattigen Wäldern, Gebüschen.

Größe: Bis 40 cm hohe, zweihäusige Staude mit stellenweise knotig verdicktem, weißlich-rötlichem Wurzelstock, enthält keinen Milchsaft.

Blätter: Lanzettlich, kurz gestielt, Rand gesägt.

Blüten: Unscheinbar gelbgrün, männliche Blüten stehen in Scheinähren, weibliche in den Blattachseln (April/Mai).

Früchte: 4–5 mm lange, kugelige Kapsel mit runzeligen, etwa 3 mm großen Samen.

Ein weiterer häufiger Vertreter dieser Pflanzenfamilie: *Mercurialis annua,* Einjähriges Bingelkraut.

Toxin: Methylamin, Saponine, ätherische Öle.

Toxin enthalten in: Ganze Pflanze, höchster Toxingehalt während der Fruchtreife. Die Toxizität bleibt in der getrockneten Pflanze zunächst erhalten, nimmt aber nach längerer Lagerung schnell ab.

Toxizität: +++

Gefährdung: +

Vergiftungen sind bei Weidetieren selten, da die frische Pflanze unangenehm schmeckt und nur bei Futtermangel gefressen wird. Fallbeschreibungen liegen von Rind, Schaf, Schwein und Pferd vor.

Monstera deliciosa, Fensterblatt

1

Familie: Araceae, Aronstabgewächse

Charakteristika:

Vorkommen: Immergrüne Zimmerpflanze.
Größe: Mehrere Meter lang wachsender Kletterstrauch mit Luftwurzeln.
Blätter: 40–80 cm lang, dunkelgrün, gelöchert oder eingeschnitten, Blattstiele 30–50 cm lang.
Blüten: Selten, gelber Blütenkolben mit weißem Hüllblatt.
Früchte: Violette Beerenfrüchte.

Toxin: Kalziumoxalat-Nadeln, Oxalsäure.

Toxin enthalten in: Ganze Pflanze.

Toxizität: ++

Gefährdung: +, Katze ++

Narcissus spp., Narzissen

➤ **Abb. 38**

Familie: Amaryllidaceae, Narzissengewächse

Charakteristika:

Vorkommen: Garten- und Schnittblumen, wild auf Bergwiesen in Südwesteuropa wachsend.
Größe: 15–40 cm hohe Zwiebelpflanzen.
Blätter: Grundständig, linear, stumpf.
Blüten: Typische Blüte in vielen Farbvariationen, außen sechszählig, innen glockenförmige Nebenkrone (März bis Mai).
Früchte: Dreifächrige Kapsel.

Toxin: Lycorin, Oxalsäure, Galanthamin.

Toxin enthalten in: Ganze Pflanze, besonders aber in den Zwiebeln; auch das Blumenwasser ist toxisch.

Toxizität: ++

Gefährdung: + bis ++
Todesfälle bei Eseln, Rindern und Hunden sind bekannt. Beim Menschen sind Narzissen häufige Allergieauslöser (Narzissen-Dermatitis).

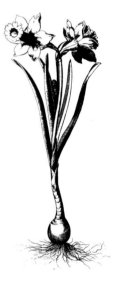

Nerium oleander, Oleander

➤ **Abb. 39**

1

Familie: Apocynaceae, Hundsgiftgewächse

Charakteristika:

Vorkommen: Kübelpflanze, seltener auch Zimmerpflanze.
Größe: Bis 6 m hoher, immergrüner Strauch.
Blätter: Lanzettlich, ledrig, quirlständig.
Blüten: Fünfzählig, stehen an den Zweigenden in Trugdolden, in unterschiedlichen Farbzuchtformen (weiß, rot, fleischfarben, orange oder gelb), manche Sorten stark duftend, blüht von Juli bis September.
Frucht: Kapselfrucht ist schotenartig, bis zu 15 cm lang, enthält behaarte Samen.

Toxin: Oleandrin.

Toxin enthalten in: Ganze Pflanze, frisch oder getrocknet. Pflanzen mit roten Blüten haben vermutlich den stärksten Wirkstoffgehalt, generell ist dieser bei allen Formen während der Blütezeit am höchsten.

Toxizität: ++++

Gefährdung: +++
Die häufigsten Vergiftungsfälle bei Tieren treten nach Beschneidung von Oleanderpflanzen oder durch mit Oleander versetztes Heu auf, da angewelkte Blätter einen nicht ganz so bitteren Geschmack wie frische aufweisen. Neben den Weidetieren sind Hunde am häufigsten betroffen. Für Katzen kann schon das Krallenschärfen am Oleander gefährlich werden. Bei den kleinen Heimtieren scheinen besonders Meerschweinchen eine Vorliebe für den Oleander zu besitzen. Vergiftungen bei verschiedenen Vögeln sind ebenfalls dokumentiert. Beim Pferd ist die Prognose wegen der Unfähigkeit zum Erbrechen besonders schlecht.

Nicotiana tabacum, Tabak
Nicotiana spp., Ziertabak

➤ **Abb. 40**

Familie: Solanaceae, Nachtschattengewächse

Charakteristika:

Vorkommen: Kulturpflanze, Gartenzierpflanze.

Größe: Bis zu 2 m hoch wachsendes Kraut.

Blätter: Groß und lanzettförmig, ganzrandig, kurzstielig, drüsig behaart.

Blüten: Klebrig behaarte, trompetenförmige, fünfzipflige, karminrote (selten rosa, grünliche oder weiße) Blüten (Juni bis September).

Früchte: Eiförmige Kapsel, zweiklappig, vielsamig.

Toxin: Nikotin.

Toxin enthalten in: Ganze Pflanze, außer den Samen, Trocknung oder Silierung mindern die Toxizität nicht. Der Toxingehalt schwankt je nach Sorte stark.

Toxizität: +++

Gefährdung: ++

Kinder und kleine Haustiere sind durch Aufnahme von Tabakwaren gefährdet. Vergiftungen bei Weidetieren durch frische oder getrocknete Blätter sind möglich, aber selten.

Oenanthe aquatica, Wasserrebendolde, Wasserfenchel

1

Familie: Apiaceae, Doldengewächse

Charakteristika:

Vorkommen: Weitverbreitete Staude, wächst bevorzugt auf feuchtem Gelände.

Größe: 30–150 cm hoch wachsend mit typischer Wurzel, bestehend aus fünf fingerförmig angeordneten Rhizomen.

Blätter: Zwei- bis fünffach gefiedert, Stängel gerillt und hohl.

Blüten: Blüht von Juni bis August in kleinen weißen Dolden.

Früchte: Länglich-eiförmig, fünffach gerippt.

Toxin: Oenanthotoxin.

Toxin enthalten in: Ganze Pflanze, Toxingehalt ist im Herbst am größten, Trocknung mindert den Toxingehalt nicht.

Toxizität: +++

Gefährdung: +

Häufig sind Vergiftungen bei Weidetieren, aber auch bei Hunden möglich. Vergiftungen bei Menschen sind selten.

Papaver rhoeas,
Klatschmohn

➤ **Abb. 41**

Familie: Papaveraceae, Mohngewächse

Charakteristika:

Vorkommen: Auf Feldern und an Wegrändern.

Größe: 30–90 cm hohes, milchsaftführendes Kraut.

Blätter: Einfach oder doppelt fiederspaltig mit gezähnten Abschnitten, Stängel und Blätter behaart.

Blüten: Von Mai bis Juli rot blühend, vierzählig, sehr viele dunkelviolette Staubfäden.

Früchte: Kapselartige Früchte mit kleinen schwarzen Samenkörnern.

Toxin: Rhoeadin.

Toxin enthalten in: Ganze Pflanze, besonders der Milchsaft ist giftig.

Toxizität: ++

Gefährdung: +

Vergiftungen bei Kindern und Weidetieren kommen vor. Frisch wird die Pflanze selten aufgenommen. Zu Vergiftungen kommt es, wenn Heu mit dieser Pflanze kontaminiert ist.

Persea americana, Avocado

➢ **Abb. 42**

Familie: Lauraceae, Lorbeergewächse

Charakteristika:

Vorkommen: Tropische Nutzpflanze, selbstgezogen als Zimmerpflanze.

Größe: In tropischen Ländern dicht bewachsener Baum, bis 24 m hoch.

Blätter: Glänzend, elliptisch, dunkelgrün, wechselständig.

Blüten: Rispen mit 200–300 kleinen gelb-grünen Blüten.

Früchte: Schwarzgrün, 50–900 g schwer, wohlschmeckend, oval, bis 33 cm lang werdend, im Inneren ein brauner harter Samen (5–6 cm lang), Fruchtfleisch grünlich bis gelblich.

Es gibt verschiedene Varietäten (ca. 150), die häufigsten sind die Mexiko- und Fuert-Variante (ca. 300 g, 15 cm). Über die Toxizität der verschiedenen Varianten gibt es unterschiedliche Berichte; die beiden oben genannten Varianten gelten als toxisch.

Toxin: Persin.

Toxin enthalten in: Ganze Pflanze.

Toxizität: Tiere +++

Gefährdung: Tiere +++

Intoxikationen sind nur bei Tieren bekannt. Berichte liegen vor über Vergiftungen bei Rind, Pferd, Schaf, Ziege, Kaninchen, Hund, Katze, Ratte, verschiedenen Stubenvögeln, Hühnern, Straußen und Fischen.

Phaseolus vulgaris, Gartenbohne

Familie: Fabaceae, Schmetterlingsblütler

Charakteristika:

Vorkommen: Kulturpflanze.

Größe: Bis 4 m hoch wachsendes Kraut mit knollig verdickter Wurzel.

Blätter: Dreizählig, behaart, langgestielt, Einzelblätter ganzrandig, eiförmig.

Blüten: Gelbweiß bis zartlila, typische Schmetterlingsblüte, traubenförmig angeordnet (Juni bis September).

Früchte: Grüne Hülsen, ca. 20 cm lang mit drei bis fünf weißen Bohnen.

Toxin: Phasin.

Toxin enthalten in: Nur in den rohen Früchten.

Toxizität: +++

Gefährdung: ++
Vergiftungen sind bei Tieren durch versehentliches Einmischen ins Futter bekannt. Beim Menschen sind Kinder und Rohköstler besonders gefährdet.

Philodendron scandens, Baumfreund

Familie: Araceae, Aronstabgewächse

Charakteristika:

Vorkommen: Zimmerpflanze.

Größe: Kletterpflanze.

Blätter: Immergrün, ganzrandig, herzförmig, ledrig.

Toxin: Kalziumoxalat, Oxalsäure, Alkylresorcinol (Allergen).

Toxin enthalten in: Vor allem in den Blättern.

Toxizität: ++

Gefährdung: +, Katze +++

Primula obconica, Becherprimel

Familie: Primulaceae, Primelgewächse

Charakteristika:
Vorkommen: Garten- und Zimmerpflanze.
Größe: 10–30 cm hoch wachsend.
Blätter: Leicht behaart, dunkelgrün, langgestielt, als Grundrosette angeordnet, herzförmig, leicht gezähnt.
Blüten: Rosa bis violette Blüten von Dezember bis Mai, doldenförmig angeordnet.
Früchte: Vielsamige Kapselfrüchte.

Toxin: Primin.

Toxin enthalten in: Ganze Pflanze, besonders aber in den Drüsenhaaren.

Toxizität: ++

Gefährdung: +
Starkes Kontaktallergen bei Mensch und Tier. Die Primel-Dermatitis ist eine Berufskrankheit der Gärtner und Floristen. Bei den meisten Primelarten ist davon auszugehen, dass sie Primin enthalten. Der Staub von verwelkten Pflanzenteilen kann aerogen zu Allergiesymptomen führen.

Prunus laurocerasus, Kirschlorbeer

➤ **Abb. 43**

Familie: Rosaceae, Rosengewächse

Charakteristika:

Vorkommen: In Gärten und Parkanlagen.

Größe: 2–3 m hoher, immergrüner Zierstrauch.

Blätter: Länglich-oval, ganzrandig, ledrig glänzend, Oberseite dunkelgrün, Unterseite hellgrün, ausgeprägte Mittelrippe, kurzstielig, wechselständig; zerriebene Blätter riechen nach Bittermandeln.

Blüten: Blüht in kleinen, weißen, vielblütigen, aufrechten Trauben von April bis Mai, Einzelblüte fünfzählig.

Früchte: Rote bis schwarzpurpurne, ovale Steinfrüchte von August bis September.

Toxin: Prunasin, in den Samen Amygdalin, siehe Amygdalin.

Toxin enthalten in: Ganze Pflanze, besonders in den Blättern und Samen (Amygdalin), im Fruchtfleisch nur geringe Mengen Toxin enthalten.

Toxizität: +++

Gefährdung: ++
Tödliche Vergiftungen sind bei Rindern und Schafen bekannt. Menschen reagieren überwiegend mit Magen-Darm-Symptomatik.

Bemerkung: Vergiftungen bei Mensch und Tier sind durch die Samen von anderen *Prunus*-Arten (Kirsche, Pflaume, Pfirsich, Aprikose, Bittermandel) bekannt, wobei die letzten drei genannten Arten den höchsten Toxingehalt aufweisen.
Weitere Pflanzen, die häufig Ursache für Anfragen in Giftzentralen sind: Fächer-Zwergmispel (*Cotoneaster virginia*). Feuerdorn (*Pyracantha coccinea*). Tödliche Vergiftungen sind bekannt bei der Ziege durch den Holzapfel (*Malus sylvestris*) und beim Hund durch *chokecherry*-Blätter (Traubenkirschen, *Prunus virginiana* und *Prunus serotina*).

Pteridium aquilinum, Adlerfarn

Familie: Polypodiaceae, Tüpfelfarne

Charakteristika:

Vorkommen: In Mitteleuropa häufig wachsend in Wäldern, auf Weiden und Kahlschlägen.

Größe: Bis zu 2 m große Wedel entspringen verzweigtem Rhizom.

Blätter: Zwei- bis vierfach gefiedert, besitzen lange, gelbliche Stiele, die auf dem Querschnitt adlerähnliche Figuren zeigen.

Früchte: Sporenreifezeit Juli bis Oktober.

Toxin:
Pterosine, Thiaminasen.

Toxin enthalten in: Ganze Pflanze, auch getrocknet; Jungpflanzen enthalten am meisten Toxin.

Toxizität: +++

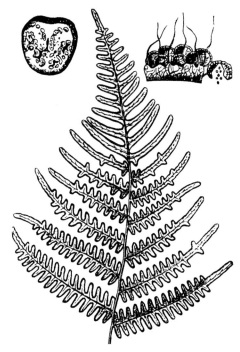

Gefährdung: ++

Vergiftungen sind bekannt bei Rindern, Schafen, Pferden und Schweinen.

Quercus robur, Stieleiche

> **Abb. 44**

Familie: Fagaceae, Buchengewächse

Charakteristika:

Vorkommen: In Mitteleuropa häufig wachsender Laubbaum.

Größe: Bis 40 m hoch wachsend mit graubrauner, rissiger Borke.

Blätter: Buchtig gelappt, wechselständig, ledrig.

Blüten: Einhäusig, blüht April/Mai, männliche sind Kätzchen, weibliche ein- bis fünfblütige Ähren.

Früchte: Eicheln in langstieligem Becher, ab September/Oktober.

Toxin: Gallotannine.

Toxin enthalten in: Früchte, Blätter und Rinde; unreife Früchte enthalten mehr Toxine als reife.

Toxizität: +++

Gefährdung: Rinder +++, Schafe, Pferde ++, Mensch +

Vor allem sind Vergiftungen bei Rindern, seltener bei Pferden, Schafen und Menschen möglich. Schweine gelten als unempfindlich.

Ranunculus acris,
Scharfer Hahnenfuß, Butterblume

Familie: Ranunculaceae, Hahnenfußgewächse

Charakteristika:

Vorkommen: In Mitteleuropa weit verbreitete, krautige Wiesenpflanze.

Größe: 30–80 cm hoch wachsend mit kurzem Wurzelstock und schwach behaartem, rundem Stängel.

Blätter: Grundständige Blätter handförmig, fünf- bis siebenteilig; obere Blätter dreiteilig mit kürzerem Stiel.

Blüten: Radiär, goldgelb, fettglänzend („Butterblume"), mit fünf bis sieben Kronblättern, blüht von Mai bis September.

Früchte: Einsamige, rundliche, stachelige Schließfrüchte.

Toxin: Ranunculin, siehe Protoanemonin.

Toxin enthalten in: Ganze Pflanze, besonders in der Wurzel, Trocknung mindert die Toxizität.

Toxizität: ++

Gefährdung: ++

Vergiftungen sind bei Weidetieren bekannt. Die größte Gefährdung besteht, wenn mit dieser Pflanze versetztes, frisch geschnittenes Gras verfüttert wird. Auf Weiden wird die Pflanze eher gemieden. Beim Menschen ist der Scharfe Hahnenfuß als Auslöser der Wiesendermatitis bekannt.

Ranunculus sceleratus, Gifthahnenfuß

Familie: Ranunculaceae, Hahnenfußgewächse

Charakteristika:

Vorkommen: In Mitteleuropa weit verbreitet in Sumpfgebieten und in Wassernähe.

Größe: 20–50 cm hoch wachsend mit gefurchtem, hohlem Stängel.

Blätter: Gestielt, drei- bis fünfteilig.

Blüten: Klein, blassgelb, blüht von Juni bis Oktober.

Früchte: Walzenförmiger Fruchtstand mit zahlreichen, winzigen Nüsschen.

Toxin: Ranunculin, siehe Protoanemonin.

Toxin enthalten in: Ganze Pflanze, besonders in der Wurzel, Trocknung mindert die Toxizität.

Toxizität: ++

Gefährdung: ++

Vergiftungen sind bei Weidetieren bekannt. Die größte Gefährdung besteht, wenn mit dieser Pflanze versetztes, frisch geschnittenes Gras verfüttert wird. Auf Weiden wird die Pflanze eher gemieden.

Rhododendron ferrugineum, Rostblättrige Alpenrose

Familie: Ericaceae, Heidekrautgewächse

Charakteristika:

Vorkommen: Gartenzierpflanze, natürliches Vorkommen in Alpen, Pyrenäen und Karpaten.

Größe: Immergrüner, verzweigter Strauch bis 1 m hoch wachsend.

Blätter: Kurzstielig, ganzrandig, lederartig, länglich-oval, Oberseite dunkelgrün glänzend, Unterseite rostbraun, Rand leicht eingerollt.

Blüten: Doldenförmig angeordnete Blüten, endständig, trichterförmig, fünfblättrig, von Juni bis August rosarot blühend.

Früchte: Fünffächrige, aufspringende Kapsel (September/Oktober).

Als Gartenzierpflanze sind in zahlreichen Farbnuancen viele verschiedene *Rhododendron*-Arten und -hybride erhältlich. Da keine genauen Angaben über die Toxizität der einzelnen Arten vorliegen, geht man sicherheitshalber davon aus, dass alle *Rhododendron*-Arten toxisch sind.

Toxin: Andromedotoxin.

Toxin enthalten in: Ganze Pflanze.

Toxizität: +++

Gefährdung: Mensch + (durch Honig), Weidetiere, Schafe und Ziegen ++. Durch im Freien wachsende *Rhododendron*-Arten sind besonders Schafe und Ziegen gefährdet. In Zeiten von Nahrungsmangel kommen auch Vergiftungen bei Pferd und Rind vor. Ferner sind in der Literatur Vergiftungen bei Eseln, Lamas, Kängurus und Schildkröten beschrieben. Eine *Rhododendron*-Vergiftung bei einem Zirkus-Elefanten ist nachgewiesen. Eine Gefährdung besteht auch durch unachtsamen Umgang mit Pflanzenschnitt. Honig, der von *Rhododendron*-Arten und verwandten Pflanzen stammt, ist toxisch. Vor allem aus der Türkei sind zahlreiche humantoxikologische Fälle belegt.

Bemerkung: Vergiftungen von Schafen, Ziegen und Schildkröten sind durch ein anderes Heidekrautgewächs, nämlich die Japanische Lavendelheide (*Pieris japonica*), in der Literatur bekannt.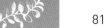

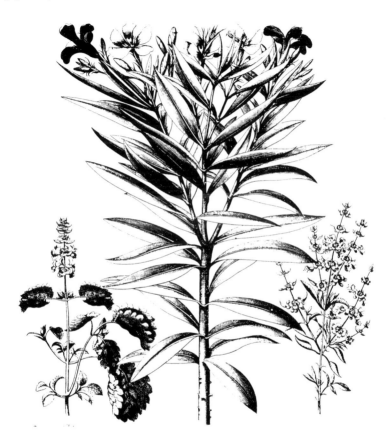

Rhododendron simsii, Azalea indica, Azalee

➤ **Abb. 45**

Familie: Ericaceae, Heidekrautgewächse

Charakteristika:

Vorkommen: Zimmerpflanze.

Größe: Strauchig mit holzigen Zweigen oder als Hochstämmchen.

Blätter: Länglich-oval, quirlständig, ledrig, glänzend.

Blüten: Fünfblättrig, in unterschiedlicher Blütenfarbe (weiß bis rot), gefüllt oder ungefüllt, blüht Dezember bis Mai.

Toxin: Andromedotoxin.

Toxin enthalten in: Ganze Pflanze.

Toxizität: ++

Gefährdung: Mensch +, Katze ++
Vergiftungen sind beschrieben worden bei Katze, Hund, Meerschweinchen, Chinchilla und Wellensittich.

Ricinus communis, Rizinus

➤ **Abb. 46**

Familie: Euphorbiaceae, Wolfsmilchgewächse

Charakteristika:

Vorkommen: Zierpflanze in Gärten und Parks.

Größe: In Europa bis zu 4 m hoch wachsend.

Blätter: Langstielig, handförmig, bis zu 1 m durchmessend.

Blüten: Von August bis Oktober rote und gelbe, unscheinbare Blüten in Rispen (im unteren Teil der Rispe männliche, darüber weibliche Blüten).

Früchte: Rötliche, kirschgroße, dreifächrige, weichstachelige Fruchtkapseln mit zeckenähnlichen, rotbraun/grauweiß marmorierten, glänzenden Samen.

Toxin: Ricin.

Toxin enthalten in: Den Samen.

Toxizität: ++++

Gefährdung: +++
Vergiftungen bei Tieren sind häufig durch unzureichend erhitzte Düngemittel, die Rizinusschrot enthalten.

! Vergiftungen werden beim Menschen durch exotische Schmuckketten verursacht, in denen Rizinussamen verarbeitet wurden.

Robinia pseudoacacia, Robinie, Falsche Akazie

> ➤ **Abb. 47**

Familie: Fabaceae, Schmetterlingsblütler

Charakteristika:

Vorkommen: In Mitteleuropa wegen ihrer Unempfindlichkeit und Schnellwüchsigkeit häufig angepflanzt in Parks, an Straßen und Bahndämmen, aber auch wild wachsend in trockenen Wäldern.

Größe: 10–25 m hoher, dorniger Baum mit graubrauner, rissiger Borke.

Blätter: Gefiedert, bis 30 cm lang, Teilblättchen länglich-eiförmig, zwei Dornen am Blattstielansatz.

Blüten: Mai/Juni wohlriechende, weiße, kleine Blüten in der typischen Schmetterlingsblütenform, traubenförmig angeordnet.

Früchte: Im Herbst/Winter bis zum Frühjahr hin bohnenförmige, grüne bis dunkelbraune Hülsenfrüchte, 10–12 cm lang mit vier bis zehn dunkelgrünen bis braunen Samen.

Toxin: Robin.

Toxin enthalten in: Ganze Pflanze, besonders in den Samen und der Rinde.

Toxizität: +++

Gefährdung: Mensch +, Pferd +++

Rinder gelten als zehnmal unempfindlicher als Pferde. Bei der Verwendung von Robiniensägemehl als Einstreu ist es zu Todesfällen bei Pferden gekommen.

Sambucus nigra, Schwarzer Holunder

➢ **Abb. 48**

Familie: Caprifoliaceae, Geißblattgewächse

Charakteristika:

Vorkommen: Häufig anzutreffen, wild wachsend an Waldrändern oder als Zierpflanze in Gärten.

Größe: 3–6 m hoher Strauch mit graubrauner, poriger Rinde und weißem Astmark.

Blätter: Unpaar gefiedert, Einzelblättchen kurzgestielt, lanzettlich, gesägt.

Blüten: Juni/Juli kleine gelblich-weiße Blüten, fünfzählig, doldenförmig wachsend, duftend.

Früchte: September/Oktober schwarze, erbsengroße Steinfrüchte mit rotem Saft an überhängenden Fruchtständen.

Toxin: Sambunigrin, Saponine.

Toxin enthalten in: Blätter, unreife Früchte und frische Rinde. Blüten und reife, gekochte Früchte sind essbar.

Toxizität: +

Gefährdung: +
Vergiftungen sind bei Menschen, Hunden und Vögeln bekannt.

Sansevieria trifasciata,
Bogenhanf

➤ **Abb. 49**

Familie: Agavaceae, Agavengewächse

Charakteristika:

Vorkommen: Zimmerpflanze.

Größe: Stammlose Blattpflanze, bis 1 m hoch wachsend.

Blätter: Panaschiert, lanzettartig, ganzrandig, entspringen rosettenartig einem Rhizom.

Blüten: Sehr selten als Zimmerpflanze blühend mit grün-weißlich, rispenartig angeordneten Blüten.

Toxin: Steroidsaponine, organische Säuren.

Toxin enthalten in: Ganze Pflanze.

Toxizität: +

Gefährdung: +
Vergiftungen sind bei Hunden, Katzen, Meerschweinchen und Kaninchen beschrieben worden.

Schefflera actinophylla, Strahlenaralie

➢ **Abb. 50**

1

Familie: Araliaceae, Efeugewächse

Charakteristika:

Vorkommen: Immergrüne Zimmerpflanze.

Größe: Bis 2,4 m hoch wachsend.

Blätter: Mit charakteristisch gefingerten Blättern (langstielig, besteht aus bis zu sieben radiär verlaufenden, ganzrandigen, olivgrünen, glänzenden Einzelblättern).

Blüten: Blüht als Zimmerpflanze sehr selten mit großem Blütenstand aus tiefroten Blüten.

Früchte: Sehr selten rote Früchte.

Toxin: Oxalate, Falcarinol.

Toxin enthalten in: Ganze Pflanze.

Toxizität: +

Gefährdung: +

Vergiftungsfälle sind bei Hunden und Kaninchen bekannt.

! Beim Menschen ist die Pflanze ein häufiger Allergieauslöser.

Senecio jacobaea,
Jakobs-Kreuzkraut

➤ **Abb. 51**

Familie: Asteraceae, Korbblütler

Charakteristika:

Vorkommen: In Europa häufig anzutreffendes Kraut auf Wiesen, in Wäldern, auf Schuttplätzen und an Wegrändern.

Größe: Bis 1 m hoch wachsend mit kantig gerilltem Stängel, nach oben hin verzweigt.

Blätter: Leierförmig-fiederteilig, Unterseite z. T. wollig, Grundblätter sind zur Blütezeit schon verwelkt.

Blüten: Blüht von Juni bis August in goldgelben, aufrechten Doldentrauben mit kleinen, typischen Korbblüten (wie Margeriten).

Früchte: Fruchtknoten mit Haarkrone (ähnlich dem Löwenzahn).

Weitere toxische Arten: *Senecio vulgaris*, Gewöhnliches Kreuzkraut; *Senecio aquaticus*, Wasser-Kreuzkraut; *Senecio*-Hybriden als Zimmerpflanzen.

Toxin: Pyrrolizidinalkaloide, Oxalate.

Toxin enthalten in: Ganze Pflanze, auch in Heu und Silage, Jungpflanzen und Blüten enthalten die meisten Toxine.

Toxizität: +++

Gefährdung: Mensch +, Weidetiere ++
Vergiftungen werden bei Weidetieren häufig durch Heufütterung verursacht („Schweinsberger Krankheit"). Am empfindlichsten reagieren Pferde und Rinder, auch Geflügel ist gefährdet.

! Vergiftungen bei Menschen durch „Kräuterteeaufgüsse" sind bekannt.

Sinapis alba, Weißer Senf

1

Familie: Brassicaceae, Kreuzblütler

Charakteristika:

Vorkommen: Angebaut oder verwildert anzutreffen.

Größe: 30–60 cm hoch wachsende, borstig behaarte Pflanze mit aufrechtem, kantig gefurchtem Stiel.

Blätter: Unterschiedlich stark gefiedert, gestielt, mit gezähnten Lappen.

Blüten: Blüht hellgelb in Doldentrauben mit typischer Kreuzblüte von Juni bis Juli.

Früchte: Leicht borstige Schoten mit langem, flachem Schnabel, enthalten kugeligen weißlichen oder braunen Samen.

Weitere toxische Art: *Sinapis arvensis;* Ackersenf.

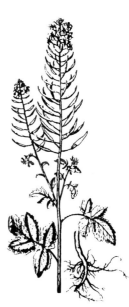

Toxin: Sinigrin, Sinapin (Senfölglykoside). Aus den Senfölglykosiden werden durch das Enzym Myrosinase stark reizende Senföle freigesetzt.

Toxin enthalten in: Ganze Pflanze, vor allem in den Samen.

Toxizität: ++

Gefährdung: +
Vergiftungen bei Weidetieren (Pferd, Rind) nach Aufnahme größerer Mengen frischer Pflanzen während oder nach der Blüte bzw. durch Verfütterung von Extraktionsschrot sind bekannt.

Solanum dulcamara,
Bittersüßer Nachtschatten

Familie: Solanaceae, Nachtschattengewächse

Charakteristika:

Vorkommen: In Mitteleuropa in feuchten Biotopen weit verbreitete, strauchartig wachsende Kletterpflanze mit holzigem Wurzelstock.

Größe: Klettert bis 150 cm hoch.

Blätter: Wechselständig, eiförmig-lanzettlich, gestielt, ganzrandig mit am Grund zwei abgetrennten Lappen, teilweise schwach behaart.

Blüten: Kleine, langgestielte, fünfzipflige, violette Blüten mit auffällig gelben, röhrenförmig zusammenstehenden Staubblättern, rispenartig angeordnet (Mai bis September).

Früchte: Von August bis Oktober eiförmige, scharlachrote, hängende, vielsamige Beeren.

Toxin: Steroidalkaloide (siehe Solanin) und Saponine.

Toxin enthalten in: Ganze Pflanze und unreife Beeren, höchster Toxingehalt in den grünen Beeren. Reife Früchte sollen alkaloidfrei sein (nicht aber saponinfrei). Die Aussage über die Toxizität der Pflanze gestaltet sich schwierig, da in der Natur verschiedene Rassen mit unterschiedlichen Alkaloidzusammensetzungen vorkommen.

Toxizität: +++

Gefährdung: ++

Vergiftungen bei Kindern und Hühnern sind bekannt. Schwere Vergiftungen sind erst nach Aufnahme einer größeren Menge an Beeren zu erwarten.

Solanum nigrum,
Schwarzer Nachtschatten

Familie: Solanaceae, Nachtschattengewächse

Charakteristika:

Vorkommen: In Mitteleuropa weit verbreitet an Wegrändern, in Gärten, auf Schutthalden und an Zäunen.

Größe: Krautartige, bis 70 cm hohe Pflanze mit kantigen, teilweise behaarten Zweigen.

Blätter: Wechselständig, eiförmig, stumpf zugespitzt, ganzrandig oder buchtig gezähnt.

Blüten: Kleine weiße Blüten, kurzgestielt, fünfzählig, in der Mitte auffällig gelbe Staubblätter, stehen locker rispenartig angeordnet (Juni bis Oktober).

Früchte: September/Oktober erbsengroße, erst grüne, dann schwarze, glänzende, vielsamige Beeren, scharf säuerlich schmeckend.

Toxin: Solanin, hohe Nitratkonzentration.

Toxin enthalten in: Ganze Pflanze und unreife Beeren, Minderung der Toxizität durch Silierung. Die Aussage über die Toxizität der Pflanze gestaltet sich schwierig, da in der Natur verschiedene Rassen mit unterschiedlichen Alkaloidzusammensetzungen vorkommen.

Toxizität: +++

Gefährdung: +
Vergiftungen bei Rindern, Pferden, Schweinen, Hühnern und Kindern sind bekannt.

Solanum pseudocapsicum, Korallenbäumchen

Familie: Solanaceae, Nachtschattengewächse

Charakteristika:

Vorkommen: Zimmerpflanze.

Größe: Bis 75 cm hoch wachsend.

Blätter: Länglich-lanzettlich, ganzrandig, auch panaschierte Formen im Handel.

Blüten: Weiß bis lila, nickend, radförmig mit auffällig gelben Staubbeuteln (Juni bis August).

Früchte: Erst grüne, dann korallenfarbene (auch gelbe oder orange) Beeren mit flach nierenförmigen Samen (August bis November).

Toxin: Solanocapsin.

Toxin enthalten in: Ganze Pflanze, das meiste Toxin ist in den grünen Früchten enthalten.

Toxizität: ++

Gefährdung: +
Die Beeren wirken vor allem auf Kinder und kleine Haustiere anziehend und geben bei Hund und Katze häufig Anlass zur Konsultation einer Giftzentrale.

Solanum tuberosum, Kartoffel

Familie: Solanaceae, Nachtschattengewächse

Charakteristika:

Vorkommen: Kulturpflanze.
Größe: Bis 80 cm hoch wachsende, krautige Knollenpflanze.
Blätter: Fiederteilig mit ovalen bis herzförmigen Abschnitten.
Blüten: Langgestielt, weiß bis violett mit auffällig gelben Staubbeuteln, blüht von Juli bis Oktober in Wickeln.
Früchte: Im September gelblich-grüne, kugelige Früchte.

Toxin: Solanin, hoher Nitratgehalt (in frischem Kraut).

Toxin enthalten in: Neben allen oberirdischen Teilen sind auch die Keimlinge der Knolle sowie grüne Teile der Knollen (besonders die Schale an diesen Stellen) toxisch.

Toxizität: ++

Gefährdung: +
Vergiftungen spielen bei Menschen und Weidetieren eine Rolle. Ursache sind meist verkehrt gelagerte Kartoffeln, verschimmelte Kartoffeln oder die Verfütterung von frischem, unsiliertem Kraut.

Spatiphyllum floribundum, Einblatt

➢ **Abb. 52**

Familie: Araceae, Aronstabgewächse

Charakteristika:

Vorkommen: Zimmerpflanze.

Größe: 30–60 cm hoch wachsende Rhizompflanze.

Blätter: Langstielig, länglich-oval, spitz zulaufend, grundständig, immergrün, glänzend.

Blüten: Von weißem Hochblatt umgebener, gelblicher, auf einem langen Stiel sitzender Blütenkolben (März bis Juli).

Toxin: Kalziumoxalat.

Toxin enthalten in: Ganze Pflanze.

Toxizität: ++

Gefährdung: +
Vergiftungen sind bei Hund, Katze, Meerschweinchen und Kaninchen, eine allergisierende Wirkung beim Menschen bekannt.

Taxus baccata, Eibe

➤ **Abb. 53**

Familie: Taxaceae, Eibengewächse

Charakteristika:

Vorkommen: In Gärten, Parks und Wäldern, Zweige werden gerne in Advents- und Weihnachtsfloristik verwendet.

Größe: Immergrüner Nadelbaum, -strauch, bis 15 m hoch wachsend.

Blätter: Gescheitelte Nadeln, oberseitig dunkelgrün, unterseitig hellgrün.

Blüten: Blüht von März bis April mit unscheinbaren weiblichen Blüten auf kleinen schuppigen Stielen, männliche Blüten als kugelige Kätzchen etwas auffälliger.

Früchte: Ab August schwarze Samen, die von einer roten Scheinbeere (Arillus) umgeben sind.

Toxin: Taxin.

Toxin enthalten in: Ganze Pflanze, außer der roten Scheinbeere; am giftigsten sind die Nadeln und der Samen. Der Toxingehalt ist im Winter am höchsten. Auch Trocknung mindert die Giftigkeit nicht.

Toxizität: ++++

Gefährdung: +++

Vergiftungen bei Menschen und Tieren sind keine Seltenheit. Sowohl bei unseren Haustieren als auch bei Zoo- und Wildtieren sind Vergiftungsfälle dokumentiert (Emu, Hirsch, Elch, Braunbär, Landschildkröten, Affen). Weidetiere sind besonders durch Gartenabfälle und überhängende Äste gefährdet.

Theobroma cacao, Kakaobaum

➤ **Abb. 54**

Familie: Sterculiaceae, Sterkuliengewächse

Charakteristika:

Vorkommen: Tropische Nutzpflanze.

Größe: Mittelhoher, stark verzweigter Baum.

Blätter: Bis zu 25 cm lang, ledrig, oval.

Blüten: Gelbliche Blüten entspringen in Büscheln direkt dem Stamm.

Früchte: Entspringen dem Stamm, in einer ca. 25 cm langen, gelblich-bräunlichen Frucht liegen die Kakaobohnen.

In Europa sind nur Vergiftungen durch Kakaoprodukte von Interesse.

Toxin: Theobromin.

Toxin enthalten in: Kakaobohne.

Toxizität: für Tiere +++

Gefährdung: für Tiere ++
Diese Vergiftung spielt vor allem bei Hunden durch Aufnahme von Kakaoprodukten eine Rolle. Es liegen auch Berichte über Vergiftungen durch Schokolade bei Wildtieren (Papagei, Rotfuchs und Dachs) vor. Aus Amerika sind bei Hunden Fälle durch Ingestion von Kakaobohnenschalen, die anstelle von Rindenmulch verwendet wurden, dokumentiert. In älterer Literatur sind Vergiftungen bei Pferd, Schwein, Huhn, Ente und Kalb durch Verfütterung von Abfallprodukten aus der Kakaoherstellung beschrieben.

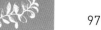

Thuja occidentalis, Abendländischer Lebensbaum

➤ **Abb. 55**

Familie: Cupressaceae, Zypressengewächse

Charakteristika:

Vorkommen: In Gärten und Parks, beliebte Heckenpflanze.
Größe: Immergrüner, bis 20 m hoch wachsender Strauch/Baum.
Blätter: Oberseitig dunkelgrün, unterseitig heller, schuppenförmig, flächenständig mit länglichen Drüsenhöckern an der Oberseite.
Blüten: Männliche Blüten kugelig, weibliche bis 1 cm lang, erst grüner, dann bräunlicher Zapfen (April/Mai).
Früchte: Geflügelte Samen.
Weitere toxische Art: *Thuja orientalis*, Morgenländischer Lebensbaum.

Toxin: Thujon.

Toxin enthalten in: Ganze Pflanze.

Toxizität: +++

Gefährdung: +
Wegen des scharfen Geschmacks wird die Pflanze nicht gerne gefressen, Pferde reagieren besonders empfindlich. Vergiftungen bei Hunden sind bekannt.

Toxicodendron quercifolium, Gift-Sumach, Giftefeu

Familie: Anacardiaceae, Sumachgewächse

Charakteristika:

Vorkommen: In Gärten, selten auch verwildert wachsend.

Größe: Ca. 2 m hoher, rankender, milchsaftführender Strauch, Saft färbt sich an der Luft dunkel.

Blätter: Bis zu 18 cm lang, dreizählig, langgestielt, eiförmig-lanzettlich bis herzförmig, zugespitzt, ganzrandig, Blattstiele am Grund rinnenförmig.

Blüten: Blüht mit weißlich-grünen Rispen (Mai/Juli).

Früchte: Gelbliche, erbsengroße Steinfrüchte mit einem Stein.

Toxin: Urushiol.

Toxin enthalten in: Ganze Pflanze.

Toxizität: ++++

Gefährdung: +

Vor allem in den USA sind viele Vergiftungsfälle bekannt, in Europa eher selten. Die Sensibilisierung erfolgt durch das Berühren der Pflanze. Die Symptome (schlecht heilende Ekzeme) werden bei jedem weiteren Kontakt heftiger.

Trisetum flavescens, Goldhafer

Familie: Poaceae, Süßgräser

Charakteristika:

Vorkommen: Weit verbreitetes, auf Wiesen wachsendes, dem Hafer sehr ähnliches Gras, reichliches Vorkommen vor allem in Höhenlagen.

Größe: Bis 1 m hoch wachsend.

Blätter: Weich behaart, Unterseite stumpf gekielt.

Blüten: Blüht von Mai bis Juni, Ährchen sind grün und goldgelb gescheckt, pro Blüte eine Granne, Ährchen 5–7 mm lang.

Früchte: Spelzfrüchte, 4–5 mm lang.

Toxin: 1,25-Dihydroxy-Vitamin D_3.

Toxin enthalten in: Ganze Pflanze. In jüngeren Pflanzen ist mehr Toxin vorhanden als nach dem Rispenschieben. Silierung oder Trocknung zerstören die Substanz nicht.

Toxizität: ++

Gefährdung: ++

Goldhafer ruft bei Weidetieren die „Kalzinose" hervor.

Tulipa gesneriana, Gartentulpe

Familie: Liliaceae, Liliengewächse

Charakteristika:

Vorkommen: Gartenpflanze und Schnittblume.

Größe: Bis 50 cm hoch wachsende Zwiebelpflanze.

Blätter: Breit-linealisch bis lanzettlich.

Blüten: Endständig, sechszählig, unterschiedliche Farbvariationen (März/April).

Toxin: Tulipin, Tuliposid A.

Toxin enthalten in: Ganze Pflanze, besonders in der Zwiebel.

Toxizität: ++

Gefährdung: +

Vergiftungen treten meist wegen Verwechslung mit der Küchenzwiebel auf, beim Menschen hohe Allergiegefährdung. Vergiftungen bei Rindern durch Verfütterung von Tulpenzwiebeln mit Blatt sind dokumentiert. Giftzentralen berichten auch über Intoxikationen von Hund und Katze.

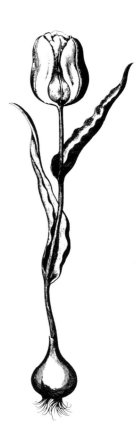

Viscum album, Viscum laxum, Mistel

> **Abb. 56**

Familie: Loranthaceae, Mistelgewächse

Charakteristika:

Vorkommen: Auf Nadel- (*Viscum laxum*) oder Laubbäumen (*Viscum album*) schmarotzend, beliebt als Advents- und Weihnachtsschmuck.

Größe: Kugelförmiger, immergrüner, bis 1 m im Durchmesser breiter Strauch mit gabeligen Ästen.

Blätter: Ledrig, verkehrt-eiförmig, länglich, gegenständig.

Blüten: Unscheinbare gelblich-grüne Blüten, in Trugdolden stehend (März/April).

Früchte: Von Herbst bis Frühjahr weiße, erbsengroße Scheinbeeren mit schleimigem Inhalt.

Toxin: Viscotoxine, Lectine.

Toxin enthalten in: Ganze Pflanze. Die Toxizität hängt von der Wirtspflanze ab (am giftigsten, wenn sie auf Ahorn, Linde, Walnuss, Pappel und Robinie wachsen).

Toxizität: ++

Gefährdung: Mensch +, Tier ++

Vergiftungen sind bei Menschen, Hunden, Katzen, Rindern und Pferden gesichert.

Vitis vinifera spp. *sativa*, Weintraube

Familie: Vitaceae, Weinrebengewächse

Charakteristika:

Vorkommen: Kulturpflanze.

Größe: Rankpflanze.

Blätter: Herzförmig, fünflappig, grob gezähnt, stehen zweizeilig.

Blüten: Traubige Rispen mit unscheinbaren, kleinen, gelbgrünen Blüten.

Früchte: Je nach Art grüne, gelbe, altrosa oder dunkelviolette Beeren (Weintrauben, getrocknete Rosinen).

Toxin: Unbekannt.

Toxin enthalten in: Die Trauben bzw. Rosinen sind toxisch. Vergiftungen sind mittlerweile aus den USA und Europa bekannt. Vorkommen sowohl bei kommerziell wie auch bei privat angebauten Früchten.

Toxizität: Hund ++

Gefährdung: Bei Aufnahme großer Mengen +++
Vergiftungen sind nur bei Hunden bekannt.

Wisteria sinensis, Blauregen

➢ **Abb. 57**

1

Familie: Fabaceae, Schmetterlingsblütler

Charakteristika:

Vorkommen: In Gärten angepflanzter Kletterstrauch.
Größe: Bis 20 m hoch kletternde Holzliane.
Blätter: Bis 30 cm lang, unpaar gefiedert, Einzelblättchen oval-lanzettlich, jung behaart, später kahl.
Blüten: Hängen in dichten, bis 30 cm langen Trauben, blau oder weiß blühend, typische Schmetterlingsblüten (April bis Juni).
Früchte: Samen in behaarten, bis 15 cm langen, schwarzbraunen Hülsen; in Mitteleuropa allerdings nur selten Fruchtbildung.

Toxin: Wistarin (siehe Cytisin), Lectin.

Toxin enthalten in: Ganze Pflanze, besonders in den samenhaltigen Hülsen.

Toxizität: ++

Gefährdung: +
Vergiftungen bei Menschen und Hunden sind dokumentiert.

Yucca elephantipes, Riesenpalmlilie

⮞ **Abb. 58**

Familie: Agavaceae, Agavengewächse

Charakteristika:

Vorkommen: Zimmerpflanze.

Größe: Mehrere Meter hoch wachsende Pflanze mit verholzendem Stamm.

Blätter: Entspringen endständig aus dem Stamm, rosettenförmig angeordnet, hellgrün, lang, lanzettförmig, zugespitzt.

Blüten: Selten Ausbildung traubenförmig angeordneter, gelblichweißer, glockenförmiger Blüten.

Toxin: Steroidsaponine.

Toxin enthalten in: Ganze Pflanze.

Toxizität: ++

Gefährdung: Haustiere ++
Bei Haustieren (Hund, Katze, Meerschweinchen, Ziege, Kaninchen, Papagei) sind z. T. schwerwiegende Vergiftungen bekannt.

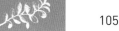
Zantedeschia aethiopica, Zimmercalla

➤ **Abb. 59**

1

Familie: Araceae, Aronstabgewächse

Charakteristika:

Vorkommen: Zimmerpflanze.
Größe: Bis 90 cm hoch wachsend.
Blätter: Bis 45 cm lang, pfeilförmig, langstielig, grundständig.
Blüten: Kolbenförmig mit weißem, trichterförmigem Hochblatt (Dezember bis April).

Toxin: Kalziumoxalat.

Toxin enthalten in: Ganze Pflanze.

Toxizität: ++

Gefährdung: +
Vergiftungen sind dokumentiert bei Hund und Katze.

2 Toxine

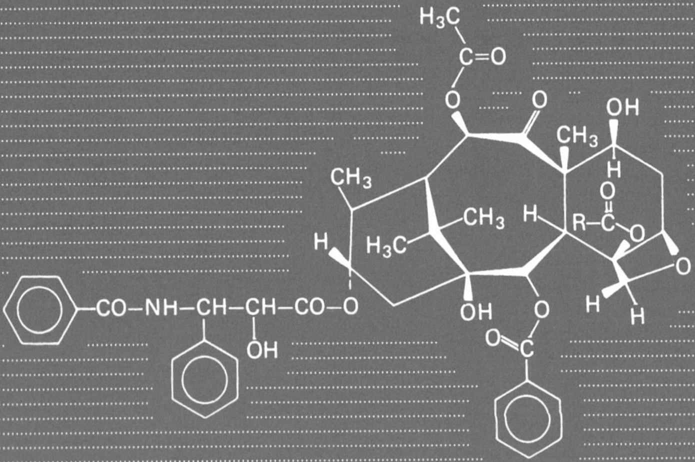

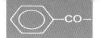
Aconitin

Giftgruppe: Diterpenalkaloid.

Giftvorkommen: *Aconitum napellus*, Blauer Eisenhut; *A. vulparia*, Gelber Eisenhut.

Giftmechanismus: Das Toxin wird gut über die Schleimhäute und über die intakte Haut resorbiert. Aconitin bewirkt an den Nervenzellen eine Erhöhung der Permeabilität für die Na^+-Ionen; es verlängert dabei den Na^+-Einstrom während des Aufbaus des Aktionspotentials und verzögert so die Repolarisation. Deshalb wirkt das Toxin zunächst erregend und später lähmend auf das ZNS.

Letaldosis: Pferd: 200–400 g frische Pflanze oder 350 g getrocknete Wurzelknolle (LD_{100} 40 µg/kg KM [p. o.]).
Hund: 2–5 g getrocknete Wurzelknolle.
Erwachsener Mensch: LD_{100} 1–10 mg/kg KM bzw. 10–12 g frische Wurzel.

Symptome: Erste Anzeichen sind schon wenige Minuten nach der Aufnahme sichtbar: Die Tiere reagieren mit Unruhe, Salivation, Erbrechen, Kolik, Durchfall, Polyurie, Mydriasis, Dyspnoe, Hypothermie, Arrhythmien, Krämpfen, später Lähmungen, Bradykardie und Tod durch Atemlähmung. Der Verlauf ist perakut bis akut.

Beim Menschen beginnt die Symptomatik mit Parästhesien im Mund- und Rachenbereich, Übelkeit, Erbrechen, kolikartigem Durchfall, Blasenlähmung, Kopf- und Rückenschmerzen, Seh- und Hörstörungen (Gelb-Grün-Sehen), Denkunfähigkeit, später kommen aufsteigende Lähmung, Beschleunigung oder Verlangsamung der Atemfrequenz, Hypothermie mit dem „Gefühl eisiger Kälte", Hypotonie, starke Schmerzen an verschiedenen Körperstellen, Bradykardie, Arrhythmien und Kammerflimmern hinzu. An Haut und Schleimhaut treten zunächst Brennen und Jucken, später Parästhesie und Anästhesie (Anaesthesia dolorosa) auf. Der Tod tritt innerhalb von drei bis sechs Stunden durch zentrale Atemlähmung oder Herzstillstand ein.

Pathologie: Der Sektionsbefund ist beim Tier uncharakteristisch: Blutstauung an den Nieren und im oberen Verdauungstrakt, Petechien am Perikard.

Therapie: Es ist nur eine symptomatische Therapie möglich: Magenspülung, Aktivkohlegabe, Warmhalten, Herz-Kreislauf-Unterstützung (Gabe von Natriumantagonisten, z. B. Propaphenon), künstliche Beatmung. Digitalis und Strophanthin sind kontraindiziert.

Aethusin

Giftgruppe: Alkin (Kohlenwasserstoff).

Giftvorkommen: *Aethusa cynapium*, Hundspetersilie.

Giftmechanismus: Zentral wirkendes Krampfgift.

Letaldosis: 15 kg/Rind, ab 10 kg/Tier leichte Symptome.

Symptome: Beginn meist eine Stunde nach Giftaufnahme mit Anorexie, Salivation, Durchfall mit Rektumprolaps, Meteorismus, Mydriasis, Ataxie, Dyspnoe und plötzlichen Todesfällen. Schweine reagieren mit Erregung, später dann Ataxie und Paralyse vor allem an den Hintergliedmaßen. Ziegen zeigen Indigestion, Keuchen und Ataxie.
Beim Menschen ist beschrieben das Auftreten von kaltem Schweiß, Erbrechen, Mydriasis, Sehstörungen, Bewusstseinstrübung, Krämpfen, aufsteigender Lähmung sowie Tod durch Atemlähmung.

Pathologie: Bei Wiederkäuern findet man eine Entzündung des Labmagens und des Darmes.

Therapie: Nur symptomatisch möglich.

Allicin, Propyldisulfide (Dimethyldisulfid)

Giftgruppe: Disulfide.

Giftvorkommen: *Allium cepa*, Küchenzwiebel; *Allium ursinum*, Bärlauch; *Allium sativum*, Knoblauch; *Allium porum*, Lauch; *Allium schoenoprasum*, Schnittlauch.

Giftmechanismus: Die Ursache dafür, dass die für den Menschen unschädliche Küchenzwiebel bei Tieren schwere Vergiftungen hervorrufen kann, ist in der unterschiedlichen Ausstattung der Erythrozyten mit protektiven Enzymen (reduziertes Glutathion, G-6-PD, Katalase) zu vermuten. Die Propyldisulfide oxidieren Teile des Hämoglobins und bewirken so eine Bildung von Methämoglobin mit nachfolgender Denaturierung des Moleküls. Das denaturierte Hämoglobin wird in Form von Heinz-Körpern sichtbar. Die Hämolyse ist dabei die Folge der Zellmembranschädigung.

Die Ursache der Überempfindlichkeitsreaktion des Menschen auf Knoblauch und Bärlauch ist noch unbekannt (hypotonisch, relaxierend auf glatte und Herzmuskulatur, vasodilatierend).

Dosis: Rohe Zwiebeln: Katze 5 g/kg KM, Hund 15–30 g/kg KM.

Bei Großtieren muss mit Symptomen gerechnet werden, wenn das Futter mehr als 25 % Zwiebeln (Trockensubstanz) enthält. Beim Pferd sind Symptome der hämolytischen Anämie nach Fütterung von mehr als 0,2 g/kg KM gefriergetrocknetem Knoblauch über längere Zeit zu erwarten.

Symptome: Bei Hund und Katze sind die ersten Symptome meist Erbrechen und Durchfall. Nach ein bis drei Tagen kommen die Symptome der hämolytischen Anämie mit Anorexie, Schwäche, blassen Schleimhäuten, Hämaturie, Tachykardie und Tachypnoe hinzu. Im Blutbild sieht man eine starke Verminderung der Anzahl der roten Blutkörperchen, Heinz-Körper (schon nach Stunden nachweisbar), Poikilozytose, Anisozytose, Makrozytose, Polychromasie, Anämie und Hämolyse mit Abnahme des Hämatokrit und des Hämoglobingehaltes; in der Phase der Regeneration Retikulozytose und Neutrophilie mit Linksverschiebung.

Bei Rindern und Pferden zeigen sich ein bis sechs Tage nach Zwiebelaufnahme Anorexie, Depression, Schwanken, Bewegungsunlust, Paresen, Hämoglobinurie, Anämie, Tachykardie, Tachypnoe und Ikterus. Todesfälle sind beschrieben worden.

Bei einer nicht unerheblichen Zahl der europäischen Bevölkerung gibt der Genuss von Bärlauch und Knoblauch in roher und gekochter Form Anlass zu Kopfschmerzen, Übelkeit, Erbrechen und Kreislaufstörungen durch Blutdruckabfall. Die Benommenheit kann bis zu drei Tagen andauern (Verkehrs-Unsicherheit!). Da die Symptome in der Regel erst einige Stunden (bis zu zwölf Stunden) nach dem Genuss auftreten, werden sie meist nicht ursächlich mit den beiden Pflanzen in Zusammenhang gebracht. Die Verzögerung deutet darauf hin, dass bestimmte Inhaltsstoffe zunächst im Körper enzymatisch umgewandelt werden müssen, bis sie toxisch wirken.

Pathologie: Bei Hund und Katze beobachtet man Spleno- und Hepatomegalie mit Hämosiderose in Leber, Milz und Nieren. Die Ausprägung ist bei Katzen deutlich geringer als bei Hunden. Bei Rind und Pferd sieht man makroskopisch Ikterus, Anämie, petechiale Blutungen, eine geschwollene helle Leber, dunkel gesprenkelte Nierenrinde und Hämoglobinurie. Auffällig ist der starke Zwiebelgeruch des Kadavers.

Histologisch nachweisbar sind Hämoglobinnephrose, Hämosiderose der Kupferzellen und der retikuloendothelialen Zellen der roten Milzpulpa, periazinäre Leberzellnekrosen und follikuläre Hyperplasie der Milz.

Nachweis: Mit Methylenblau, Methylviolett oder Brillantkresylblau lassen sich die Heinz-Körper nachweisen. Die meisten veränderten Erythrozyten trifft man zwischen 24 und 72 Stunden nach Zwiebelingestion an. Zu bedenken ist dabei, dass Katzen immer einen gewissen Anteil an Heinz-Körpern im Blut aufweisen.

Therapie: Da kein spezifisches Antidot bekannt ist, erfolgt die Therapie symptomatisch. Die Elimination der Zwiebel aus dem Verdauungstrakt kann mithilfe von Paraffinöl versucht werden. Zur Steigerung der Diurese empfehlen sich Infusionen mit Ringer-Laktat-Lösung. Zur Beschleunigung der Regeneration sind Vitamin- und Eisen-Injektionen angezeigt. Der Einsatz von Vitamin C und Kortison wird als zweifelhaft beurteilt. Eine Bluttransfusion ist nur in schweren Fällen notwendig, wenn die hämolytisch wirkenden Stoffe nicht mehr im Blutkreislauf zirkulieren.

Prognose: Wird die Zwiebelfütterung eingestellt, so tritt eine Erholung in der Regel innerhalb einer Woche ein.

Fallbeschreibung: Eine Zwiebelvergiftung bei einem sechs Jahre alten Norwegischen Elchhund zeigte folgenden Verlauf: Der Hund hatte ca. 80–140 g dehydrierte Zwiebeln gefressen (dies entspricht ca. 600–800 g roher Zwiebeln). Das Tier zeigte persistierendes Erbrechen und wässrigen Durchfall,

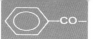

Tachykardie und Tachypnoe sowie blasse Schleimhäute. Am dritten Tag wurde eine Hämaturie bemerkt, gefolgt von Depression und Anorexie. Das Tier wurde symptomatisch erfolgreich mit Schonkost, Antibiotika, Vitaminen und Eisen behandelt.

Die Zwiebelvergiftung bei einem sieben Jahre alten Pudel verlief wie folgt: Der Hund wurde vorgestellt mit *foetor ex ore* und dunklem Urin. Die weitere Untersuchung ergab blasse Schleimhäute, Tachypnoe und ein Erythem um den Anus. Eine Therapie wurde mit Penicillin-Streptomycin eingeleitet. Während der Beobachtung erbrach der Pudel angedaute Zwiebeln. Im Urin zeigte sich eine erhebliche Menge an okkultem Blut. An Blutparametern waren Cholesterol, Gesamt-Bilirubin und GOT erhöht. Am zweiten Tag trat eine Besserung ein und am dritten Tag wurde eine Heinz-Körper-Anämie und Retikulozytose diagnostiziert. Nach kontinuierlicher Besserung heilte die Vergiftung ohne Probleme aus. Als Ursache wurden frisch geerntete rohe Zwiebeln ausgemacht.

Die Zwiebelvergiftung bei 22 jungen Rindern sah folgendermaßen aus: Ein niederländischer Landwirt verfütterte 1000 kg Zwiebeln/Tag an 85 Rinder. Die Pro-Kopf-Aufnahme wurde mit 8–15 kg/Tag geschätzt. Nach fünf Tagen wurde eine Hämaturie bemerkt. Am sechsten Tag verstarb ein Tier. Weitere Krankheitszeichen waren: Anorexie, Schwanken, Tachykardie und Ikterus. Eine Behandlung erfolgte mit Bluttransfusion und Dexamethason. Im Blutbild zeigten sich Hämolyse, Hypochromasie, Anisochromasie, Polychromasie, Leukozytose und Heinz-Körper. Die Sektion erbrachte einen starken Zwiebelgeruch des Kadavers, Ikterus, Hämolyse und geschwollene dunkle Nieren. Die erkrankten Tiere erholten sich ohne Folgeschäden.

Einige Tiere einer Schafherde, welche die Möglichkeit hatten, Bärlauch (*Allium ursinum*) aufzunehmen, wurden plötzlich tot aufgefunden. Die pathologische Untersuchung erbrachte folgendes Bild: Anämie, Ikterus und Hämoglobinurie. Der Panseninhalt sowie der ganze Tierkörper verströmten einen stark knoblauchartigen Geruch. Histologisch wurden Tubulusnekrosen nachgewiesen.

Amygdalin, Prunasin

Giftgruppe: Glykosid.

Giftvorkommen: *Cotoneaster-*, *Malus-* (Samen von Äpfeln, Quitten), *Prunus*-Arten (Samen von Aprikose, Kirsche, Pfirsich, Pflaume, Schlehe).

Giftmechanismus: Abspaltung von Blausäure, Blockierung der Zellatmung durch Anlagerung der CN^--Ionen an die Cytochromoxidase, Sauerstoff kann nicht mehr abgespalten werden. Prunasin findet man im Laub, Amygdalin in den Samen der Pflanzen.

Letaldosis: Kirschlorbeer (*Prunus laurocerasus*):
Rind: 0,5–1 kg Blätter, bei Kleintieren 0,2 kg Blätter.
Erwachsener Mensch: Ca. 50 bittere Mandelkerne, Kinder: fünf bis zehn Stück, das entspricht etwa einer Mandel/kg KM.

Symptome: Bei Mensch und Tieren treten auf: Kratzen im Hals, Speicheln, Übelkeit, Erbrechen, Bittermandelgeruch der Atemluft und des Erbrochenen, Durchfall (teils blutig) und rosige Hautfarbe. In ernsten Fällen kommen hinzu Arrhythmien, Herzschmerzen, Atembeschwerden, unsicherer Gang und Hyperthermie, später Schwindel, Schwäche, Krämpfe (Trismus, Opisthotonus), schlaffe Lähmung, Hypothermie und schwacher Puls. Der Tod kann innerhalb einer Stunde eintreten.

Pathologie: Bittermandelgeruch des Magen-Darm-Inhaltes, hellrotes venöses Blut, Laktatazidose.

Therapie: Symptomatische Behandlung, Stärkung von Herz und Kreislauf, künstliche Beatmung. Im Anfangsstadium Emetika, Magenspülung mit 1%igem H_2O_2, Kobalt-EDTA, Amylnitrit einatmen, 4-DMAP (bewirkt Methämoglobinbildung), 1%ige Natriumnitritlösung (20–25 mg/kg KM i. v.), gefolgt von 25%iger Natriumthiosulfatlösung (0,5–1,25 g/kg KM i. v.; wenn nötig mit halber Dosis wiederholen), bei Krämpfen Diazepam.

Fallbeschreibung: Die Vergiftung eines sechs Monate alten Hundewelpen durch Blätter der Virginia-Traubenkirsche (*Prunus virginiana*) endete tödlich, nachdem das Tier mit Krampfanfällen und Erstickungssymptomatik in die Klinik gebracht worden war. Bei der Autopsie zeigte sich hellrotes Blut und eine Füllung des Magens mit nach Bittermandel riechenden Blättern. Als Ur-

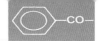
sache erwies sich ein Strauch der Gattung *Prunus virginiana* (*chokecherry*), der mitten im Hundepferch wuchs.

Ein Pony musste euthanasiert werden, nachdem es eine große Menge Kirschen gefressen hatte. Bei der Untersuchung des Tieres wurden Krämpfe, Dyspnoe, Tachykardie und eine Laktatazidose festgestellt. Die toxikologische Untersuchung der Ingesta bestätigte das Vorliegen einer Zyanidintoxikation.

2

Amyrin (a- und b-)

Giftgruppe: Triterpen.

Giftvorkommen: *Euphorbia pulcherrima*, Weihnachtsstern.

In Kombination mit: Anderen Di- und Triterpenen.

Giftmechanismus: Haut- und Schleimhautreizung, kokanzerogen.

Symptome: Nach Ingestion von *Euphorbia pulcherrima* ist bei Tieren das Auftreten folgender Symptome zu sehen: Stomatitis, Erbrechen, Durchfall, Ataxie, Muskelzittern, Krampfanfälle, Lungenödem, Kreislaufversagen, Nierenversagen, Delirium und Koma. Todesfälle bei Hund und Katze sind beschrieben.

Menschen reagieren häufig mit Allergien und Reizungen der Haut durch den Milchsaft bzw. mit schweren Konjunktividen.

Pathologie: Schleimhautreizungen.

Therapie: Nur symptomatisch möglich.

Fallbeschreibung: Der Bericht über die Vergiftung eines Dackels aus dem Jahre 1976 beschreibt die Entwicklung einer schweren fieberhaften Gastroenteritis nach Ingestion von Pflanzenteilen des Weihnachtssternes. Zehn bis zwölf Stunden nach Beginn der Erkrankung verstarb der Hund an einem akuten Herz-Kreislauf-Versagen mit Ausbildung eines Lungenödems.

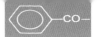

Andromedotoxine (Grayanotoxine)

Giftgruppe: Terpen.

Giftvorkommen: *Rhododendron*-Arten, *Rhododendron simsii*, Azalee; *Andromeda polifolia*, Rosmarinheide; *Kalmia*-Arten; *Pieris japonica*, Japanische Lavendelheide.

Giftmechanismus: Dieses Toxin wirkt aconitinartig, es bindet an Typ-2-Rezeptoren der Na^+-Kanäle an den Zellmembranen. Es handelt sich hierbei um einen partiellen Agonisten, der ein langsames Öffnen der Na^+-Kanäle bewirkt. Die Zellmembran wird depolarisiert und ein Ca^{++}-Einstrom ermöglicht. Dieses führt zu einem positiv inotropen Effekt und zu Extrasystolen. Auf eine Vagusreizung sind Bradykardie und Hypotonie zurückzuführen.

Symptome: Symptome treten nach wenigen Minuten oder erst nach mehreren Stunden auf. Bei Tieren kommt es zu einer curareartigen Wirkung auf die motorischen Endplatten der Skelettmuskulatur, einer Hemmung der Herzaktivität, einer Aktivierung des Brechzentrums und zu einer Stimulation der Vagusendigungen im Magen sowie zu einer Depression des ZNS. Die Vergiftung tritt in Erscheinung mit Speicheln, Erbrechen, Kolik, Pansenatonie, Ataxie, Muskelzucken, starkem Husten, Atemnot, Zyanose, Krämpfen, Bradykardie, Extrasystolen, AV-Block und Tod durch Atemlähmung.

Bei Wiederkäuern sind die häufigen Versuche zu erbrechen ein Charakteristikum. Besonders bei Ziegen und Rindern soll das Erbrechen dabei explosionsartig erfolgen. Bei Schaf und Pferd dagegen sind die Versuche zu erbrechen naturgemäß unproduktiv, sodass bei Schafen der Verlauf im Allgemeinen schwerwiegender ist als bei Rind und Ziege. Hund und Katze reagieren mit Speicheln, Erbrechen, Schwäche, Somnolenz, Bradykardie, Fieber und Ataxie.

Beim Mensch treten auf: Brennen im Mund, Prickeln der Haut, Speichelfluss, Übelkeit, Erbrechen, Durchfall, Schwitzen, Schwindel, Bewusstseinsveränderung, Krämpfe, Bradykardie, Hypotonie und final Tod durch Atemlähmung. Außerdem wird über das Vorkommen von Dermatitis und Urtikaria berichtet. Die Ingestion von Azaleen-Bestandteilen soll humanmedizinisch nur geringe Auswirkungen haben und nur selten zu wenig dramatischen Symptomen wie Erbrechen und Hypertension führen.

Pathologie: Bei der Sektion sieht man Blutungen am Herzen und Hypostase der Lunge, Gastroenteritis, Blutstauung im Gehirn, Nephritis und Leberdegenerationen.

Therapie: Es ist kein spezifisches Antidot bekannt. Es werden empfohlen: Kohleapplikation, Beruhigungsmittel, bei kleinen Wiederkäuern Ephedrinsulfat, Schmerzmittel, Atropin, Isoproterenol, Na^+-Blocker (Quinidin, Procainamid). Bei Ziegen soll die subkutane Injektion von Morphium erfolgversprechend sein. Es sollte kein Ipecacuanha-Sirup als Emetikum verwendet werden (Verschlimmerung der Herzsymptomatik).

Fallbeschreibung: Die Vergiftung einer Schafherde durch *Rhododendron ponticum* während einer Schneeperiode verlief folgendermaßen: Die Tiere zeigten Versuche zu erbrechen, Festliegen, Depression, Dyspnoe, Zyanose, schnellen irregulären Herzschlag, Pansenatonie, Zittern, Speicheln, Sitzen auf den Hinterbeinen und sekundäre Bronchopneumonie. 15 Tiere verstarben. Die Sektion erbrachte diffuse Lungenstauung mit Schaum in der Trachea, Ekchymosen und größere Hämorrhagien im Mesenterium und in der Darmwand, blutigen Darminhalt und eitrige Bronchopneumonie. Die histologische Untersuchung von Leber, Milz, Nieren und Herz ergab degenerative Veränderungen mit Zeichen der Hypoxie und Schädigung der Endstrombahn.

Eine einjährige Katze hatte sich mit Pflanzenteilen einer Azalee vergiftet. Die Katze zeigte Schwäche, Bradykardie, Miosis, Speicheln und Schreien. Trotz Behandlung mit Atropin, Dexamethason und Flüssigkeitssubstitution verstarb das Tier nach einigen Stunden.

Eine *Rhododendron-ponticum*-Vergiftung bei fünf Hunden wurde durch Rindenmulch ausgelöst: Nach Kontakt mit dem Pflanzenmaterial zeigten die Hunde nach kurzer Zeit Lethargie, schwankenden Gang, Ausfluss aus Nase und Augen, wiederholtes Lecken des Maules, Reiben des Kopfes an Gegenständen und Aufstoßen. Erbrechen wurde nicht beobachtet.

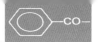

Aroin

Giftgruppe: Unbekannter Scharfstoff.

Giftvorkommen: *Arum maculatum*, Gefleckter Aronstab.

In Kombination mit: Oxalaten.

Giftmechanismus: Das Toxin wirkt haut- und schleimhautreizend. Nach Resorption erst Erregung, später Lähmung des ZNS. Trocknung mindert die Toxizität.

Symptome: Tiere reagieren mit Salivation, Schluckbeschwerden, Anschwellen der Zunge, Atemnot durch Pharynxödem, Erbrechen, Blutungen an Schleimhäuten, Milchrückgang, Oligo- oder Pollakisurie, Durchfall, Kolik, Ataxie, Krämpfen und Abort. Todesfälle sind möglich.

Menschen entwickeln nach Ingestion starkes Brennen und/oder Anschwellen der Zunge, starken Durst, Speicheln, Schwindel, Harnverhalten, Arrhythmien und Hypothermie. Final zeigen sich Lähmung des ZNS und Krämpfe. Blutungen am Zahnfleisch, im Magen-Darm-Trakt und Uterus können sich hinzugesellen. Eine Dermatitis mit Hautrötung und Blasenbildung entsteht, wenn Pflanzensaft auf die Haut gelangt.

Pathologie: Bei der Sektion findet man Stomatitis, Gastroenteritis und Schleimhautblutungen.

Therapie: Schleimhautschützende Therapie und Analgetika.

Prognose: Leber- und Nierenschäden sind möglich.

Fallbeschreibung: Einige Tiere einer Ziegenherde nahmen während einer Trockenperiode Pflanzenteile und Beeren von *Arum maculatum* auf. Neben plötzlichen Todesfällen zeigten sich starker, teils hämorrhagischer Durchfall und Kolikerscheinungen. Einige Ziegen erholten sich spontan, andere verstarben unter Krämpfen und Opisthotonus.

Atropin, Hyoscyamin, Scopolamin (Tropan-Alkaloide)

Giftgruppe: Alkaloid.

Giftvorkommen: *Atropa belladonna*, Tollkirsche; *Hyoscyamus niger*, Bilsenkraut; *Datura stramonium*, Stechapfel; *Brugmansia suaveolens*, Engelstrompete.

In Kombination mit: Hyoscyamin, Scopolamin, Atropin.

Giftmechanismus: Die Alkaloide wirken als kompetitiver Antagonist an den Acetylcholin-Rezeptoren der glatten Muskulatur, hieraus ergibt sich die parasympatholytische Wirkung. Hohe Dosen wirken curareartig auf die Skelettmuskulatur. Sie schalten cholinergisch reagierende Nervenendigungen aus, adrenergische Nervenendigungen werden in ihrer Erregbarkeit gesteigert und sekretorische Drüsen sind in ihrer Sekretabsonderung eingeschränkt. Der Magen-Darm-Kanal wird ruhiggestellt (parasympatholytische Eigenschaft), es erfolgt eine Erhöhung der Herzfrequenz durch Hemmung vagaler Einflüsse sowie Hypertonie und Mydriasis (Lähmung des Irissphinkters). Die Hyperthermie geht auf eine zentrale Störung der Wärmeregulation zurück. Durch Hyoscyamin wird das ZNS erregt, durch Scopolamin gedämpft. Teratogene Effekte beim Schwein (Arthrogrypose) durch den Stechapfel konnten in Fütterungsversuchen nicht bestätigt werden.

Dosis: Tollkirsche: Rind: 120 g Wurzel tödlich; Tympanie und Tachykardie nach Konsum von 60 g Blättern. Pferd: 180 g Wurzeln tödlich, Tympanie und Tachykardie nach Konsum von 120–180 g getrockneter Blätter. Schaf: Nach 90 g trockenen Blättern bzw. 120 g getrockneter Wurzel keine Symptome. Ziege: Nach 750 g trockenen Blättern nur Mydriasis.
Letaldosis an Tollkirsche beim Erwachsenen 10–20 Beeren, bei Kindern zwei bis fünf Beeren.
Datura-Arten: Toxische Dosis beim Rind: 600–900 mg/kg KM an Samen; beim Schwein 1,5–2,2 mg/kg KM/Tag.

Symptome: Tiere reagieren mit Tachykardie, Tachypnoe, Mydriasis, Hyperthermie, Erregung oder Dämpfung des ZNS, Krämpfen, Zittern, Aggressivität, Tympanie, Pansenatonie, Polyurie/Polydipsie oder Harnverhalten, Trockenheit der Schleimhäute, verminderter Schweißproduktion, Ataxie, Festliegen, Koma und Tod.

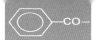
Bei *Datura*-Vergiftung eher zentral dämpfende Wirkung (Scopolamin). *Datura*-Vergiftung beim Pferd: Mydriasis, Sehstörungen, Anorexie, Polyurie, Hämaturie, Tachykardie, Hyperthermie, Kolik und intermittierende Muskelkrämpfe. Bei Katzen sind auch schwankender Gang, Blindheit und Verhaltensänderung (Aggressivität) möglich.

Beim Menschen bemerkt man ein rasches Eintreten eines allgemeinen Erregungszustandes mit Rededrang, Halluzinationen, später dann Tobsuchtsanfälle, Schreien, epileptiforme Anfälle, Sehstörungen, Sprachstörungen, Schluckbeschwerden, Hyperthermie; ferner Gesichtsrötung, trockene Schleimhäute, Tachykardie und Mydriasis. Lähmungserscheinungen sind möglich. Der Tod erfolgt durch zentrale Atemlähmung. Die Mortalität wird mit 10 % angegeben.

Pathologie: Bei der Sektion betroffener Tiere findet man Hyperämie in Gehirn, Nieren und Lunge, subepikardiale Hämorrhagien, geringgradige Blutungen in Leber, Lunge und Nierenmark und eine katarrhalische Gastroenteritis.

Therapie: Aufgrund der Trockenheit der Schleimhäute sollte kein Erbrechen ausgelöst und keine Magenspülung durchführt werden. Das spezifische Antidot ist Physostigmin; da dieses sehr schnell abgebaut wird, ist die Behandlung mehrfach zu wiederholen. Es sollten keine Antipyretika, morphin- oder opiathaltigen Präparate gegeben werden. Feuchthalten der Schleimhäute und Überwachung der Atmung sind dringend anzuraten. Die Hyperthermie ist mit kalten Umschlägen und Eispackungen zu behandeln. Bei Krämpfen Gabe von Diazepam und Vermeidung von Physostigmingaben.

Fallbeschreibung: Nach Knabbern an einem Blatt von *Brugmansia suaveolens* verstarb ein Kaninchen. An Symptomen zeigten sich: Krämpfe, Dyspnoe, Gleichgewichtsstörungen, Tachykardie und Ataxie.

Eine junge Katze reagierte nach Kauen eines *Datura*-Blattes mit Nystagmus, Mydriasis und Ataxie.

Aucubin

Giftgruppe: Glykosid.

Giftvorkommen: *Aucuba japonica*, Japanische Goldorange; *Melampyrum* spp., Wachtelweizen-Arten; *Rhinanthus* spp., Klappertopf-Arten.

Giftmechanismus: Schleimhautreizung.

Symptome: Bei Schaf und Pferd sieht man nach Aufnahme von Wachtelweizen Symptome einer Gastroenteritis, Hämaturie, Hyperämie und Symptome einer Gehirnblutung. Nach Aufnahme von *Aucuba japonica* reagieren Hunde und Katzen mit Magen-Darm-Symptomatik; Menschen mit Kopfschmerzen, Schwindel und Durchfall.

Pathologie: Die Sektion von Tieren ergibt die Zeichen einer Gastroenteritis und Gehirnblutungen.

Therapie: Schleimhautschützende symptomatische Therapie.

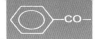

Bufadienolide

Giftgruppe: Glykosid.

Giftvorkommen: *Kalanchoe* spp., Flammendes Kätchen.

Giftmechanismus: Schleimhautreizung, wirkt ähnlich wie Digitalis.

Symptome: Bei kleinen Haustieren sieht man Erbrechen, Durchfall, Apathie, Dyspnoe, Konvulsionen, Paralysen, Ataxie, Inkoordination, Mydriasis, Nystagmus und Herzarrhythmien. Typisch bei Kaninchen und Chinchilla sind Zähneknirschen und Leerkauen.

Therapie: Symptomatische Therapie mit EKG-Kontrolle.

Fallbeschreibung: Ein Chinchilla reagierte nach Ingestion eines Blattes vom „Flammenden Kätchen" mit Zähneknirschen, Zittern, Schwanken, Leerkauen, Apathie, Dyspnoe und Ataxie. Unter symptomatischer Therapie mit Theophyllin, Dexamethason, Furosemid, Ringer-Laktat-Lösung und Diazepam konnte eine vollständige Genesung erzielt werden.

Ein Kaninchen entwickelte nach Fressen eines *Kalanchoe*-Blattes Apathie, Zähneknirschen, Tachypnoe und Lähmungserscheinungen. Nach Atropin-Injektionen erholte sich das Tier innerhalb von neun Stunden vollständig.

Butanonphloroglucide (Aspidinol, Favaspidsäure, Filixsäure etc.)

Giftgruppe: Butanonphloroglucide.

Giftvorkommen: *Dryopterix filix-mas*, Gemeiner Wurmfarn.

In Kombination mit: Thiaminasen.

Giftmechanismus: Gastrointestinale Reizung, ZNS-Lähmung, Nierenschädigung.

Letaldosis: Schaf: 25 g Wurmfarn.
Rind: 100 g Wurmfarn.

Symptome: Vor allem Rinder nehmen bei Nahrungsmangel diese Pflanze auf. Sie reagieren mit Benommenheit, Ataxie, Festliegen, Tachykardie, Verminderung der Pansenmotorik, Verhaltensauffälligkeit (Stehen oder Liegen im Wasser), Krämpfen und Blindheit. Bei Aufnahme größerer Mengen sind Symptome schon nach 30 Minuten möglich. Pferde können blutigen Durchfall, Hämaturie und Krämpfe entwickeln.
Beim Menschen gab es früher Vergiftungen durch Wurmkuren. Diese äußerten sich mit Übelkeit, Erbrechen, Kolik, Durchfall, Ohnmachtsanfällen, Kopfschmerzen, Schwindel, Reflexsteigerung, Sehstörungen und Herzschwäche. Der Tod trat durch Krämpfe oder Atemlähmung ein.

Pathologie: Die Sektion von Rindern ergibt folgendes Bild: Ödem und Hämorrhagien im Bereich der Sehnervpapille, Abomasitis, Enteritis, Petechien in der Brusthöhle, Ödeme in Gehirn und Rückenmark. Die Histologie ergibt eine Zerstörung der Axone und Myelinscheiden des Nervus opticus.

Therapie: Eine spezifische Therapie ist nicht bekannt. Bei Pferden Vitamin-B_1-Gabe.

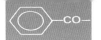

Buxin

Giftgruppe: Alkaloid.

Giftvorkommen: *Buxus sempervirens*, Buchsbaum.

In Kombination mit: Einer Vielzahl von Alkaloiden.

Giftmechanismus: Zuerst Erregung, später Lähmung des ZNS, Blutdrucksenkung.

Letaldosis: Pferd: Ca. 750 g Blätter.
Hund: Ca. 5 g Blätter/kg KM.
Rind: Ca. 300–1000 g frische Blätter.
Schwein: Mehr als 500 g Zweige aus Einstreu.

Symptome: Bei Tieren sieht man häufig einen perakuten Verlauf. Pferde, Schweine, Hunde und Rinder reagieren mit Gastroenteritis, Durchfall (teils blutig), Kolik und später Krämpfen und Lähmungen. Bei Katzen sind zusätzlich die Symptome einer Hepatitis möglich. Bei Rindern auch oropharyngeale Lähmung.

Menschen können mit Erbrechen, Durchfall, Zittern, Schwindel und in schwereren Fällen mit klonischen Krämpfen reagieren. Der Tod tritt durch Atemlähmung ein. Die Ausbildung einer Dermatitis durch Kontakt mit dem Pflanzensaft ist möglich.

Pathologie: Die Sektion ergibt eine Gastroenteritis sowie Lungenstauung und -ödem und Herzmuskeldegeneration mit Petechien.

Therapie: Nur symptomatisch möglich. Neuroleptika sind kontraindiziert!

Fallbeschreibung: Sechs Rinder zeigten Vergiftungssymptome, nachdem sie Pflanzenteile von *Buxus sempervirens* aus einer Hecke aufgenommen hatten. Die Tiere reagierten mit Durchfall, Exsikkose, Ataxie und Pharynxparalyse. Ein Tier verstarb.

Cannabinol, THC

Giftgruppe: Pyranderivat, Pyranolderivat.

Giftvorkommen: *Cannabis sativa*, Hanf; *Cannabis indica*.
Es sind ca. 260 Substanzen aus der Cannabis-Pflanze in der Literatur beschrieben worden, davon sind über 60 als Cannabinoide bekannt. Der Hauptwirkstoff ist dabei das Delta-9-Tetrahydrocannabinol (THC).

Giftmechanismus: THC führt zu einer Verstärkung der GABA-Aktivität, einer Stimulation der Dopamin-Freisetzung und zur Erhöhung von Norepinephrin und 5-Hydroxytryptamin. Weiterhin ist eine immunsuppressive Wirkung bekannt. Das THC hemmt das *turnover* der Phospholipide in den Plasmamembranen der Lymphozyten. Außerdem hat es eine toxische Wirkung auf die Zellteilung, was im Auftreten von anomalen Spermien bestätigt wird.

Letaldosis: Hund: Mehr als 3 g/kg KM Marihuana sind tödlich.

Symptome: Beim Hund wurden meist 30–60 Minuten nach Ingestion beobachtet: Ataxie, Tachykardie oder Bradykardie, erhöhte Sensibilität auf Töne und Gerüche, zwanghaftes Beobachten von Gegenständen, Schwäche, Zittern, Anfälle, Salivation, Erbrechen, Mydriasis, Nystagmus, Tachypnoe, Hypo- oder Hyperthermie, Harninkontinenz, Desorientiertheit, tiefer Schlaf, tiefe Analgesie. Die Hypothermie ist dabei dosisabhängig und kann als Gradmesser für die Schwere der Vergiftung genutzt werden. Bei Katzen ist u. a. Zerstörungswut beschrieben worden. Todesfälle bei Frettchen, Pferden und Rindern sind dokumentiert.

Menschen reagieren nach Cannabis-Konsum folgendermaßen: Der akute Rauschzustand beginnt nach 15–30 Minuten und hält drei bis fünf Stunden an. Der Wirkungseintritt und die Dauer sind bei oraler Aufnahme verlängert. Es zeigen sich Stimmungsveränderungen, Euphorie, Apathie, Müdigkeit, Antriebsminderung, Störung der Denkabläufe, Veränderung der Sensibilität, Halluzinationen, Ataxie, Konzentrationsstörungen, Gedächtnisstörungen, Depression, Angst und Panik. Ein sogenannter Nachrausch kann noch bis zu sechs Monate nach der letzten Drogeneinnahme auftreten.
Als somatische Symptome können Tachykardie, Hypertonie oder Hypotonie, Übelkeit, Erbrechen, Durchfall, Hypothermie, Mydriasis, Minderung des Augeninnendruckes, Trockenheit des Mundes, hyperämische Konjunktiven,

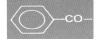
leichte Anästhesie und Atemdepression auftreten. Todesfälle infolge einer Überdosierung sind nicht bekannt. Bei chronischem Konsum können psychische Abhängigkeit und Psychosen auftreten. Es wird vom sog. „amotivationalen Syndrom" gesprochen, welches sich durch den Verlust von Gefühlen, Teilnahmslosigkeit, verringerter Belastbarkeit und Antriebsarmut auszeichnet.

Pathologie: Bei Pferden und Maultieren wurden überwiegend Stauungserscheinungen, aber auch Ödeme und Ekchymosen der Magenschleimhaut und Petechien des Herzmuskels beobachtet.

Therapie: Da kein spezifisches Antidot bekannt ist, kann nur symptomatisch behandelt werden. Zur Beruhigung und bei Krämpfen wird Diazepam empfohlen. Wenn die orale Cannabis-Aufnahme früh genug bemerkt wird, kann eine Giftentfernung durch Auslösen von Erbrechen und mehrmaliger Gabe von Aktivkohle versucht werden. Zur Steigerung der Eliminationsrate sollte Ringer-Laktat-Lösung gegeben werden. Zur ZNS-Stimulation kann Pentetrazol (vorsichtig), Koffein oder Theophyllin verabreicht werden. Bei Tieren ist die Behandlung über mehrere Tage durchzuführen, da THC fünf Tage lang im Körper verbleiben kann.

Fallbeschreibung: Bericht über eine „ungewöhnliche Vergiftung bei einem Hund" aus dem Jahre 1992. Die fünf Jahre alte Hündin wurde in einem komatösen Zustand nach zweitägiger Krankheitsdauer vorgestellt. Als erste Symptome zeigten sich Schläfrigkeit, Ataxie, Anlehnen an Gegenstände, Abstützen des Kopfes, zwanghafter Appetit, Beißen von Personen und Gegenständen. Der Zustand verschlechterte sich und am zweiten Tag war der Hund nicht mehr erweckbar. Die Rektaltemperatur schwankte zwischen 35,5 und 41 °C, es traten Hyperästhesien mit klonischen Zuckungen und Selbstverletzung an Zunge und Lippen hinzu. Am vierten Tag konnte die Hündin wieder stehen, drückte den Kopf aber noch gegen Gegenstände und winselte stundenlang. Erst als am sechsten Tag die Euthanasie vorgeschlagen wurde, war der Besitzer in der Lage sich daran zu erinnern, dass der Hund eine unbekannte Menge Cannabis-Harz gefressen hatte. Der Zustand des Tieres verbesserte sich langsam. Nach drei Wochen war die Hündin vollkommen wiederhergestellt.

Chaerophyllin

Giftgruppe: Alkaloid.

Giftvorkommen: *Chaerophyllum temulum*, Hecken-Kälberkropf.

In Kombination mit: Coniin, Falcarinol.

Giftmechanismus: Erst lokale Reizung, später zentrale Dämpfung und Lähmung.

Symptome: Bei Tieren (Rind, Schwein) sieht man Taumeln, Lähmungen, gastrointestinale Störungen (Kolik, Durchfall oder Obstipation) und Mydriasis sowie komatöse Zustände.

Therapie: Nur symptomatisch möglich.

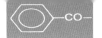
Cicutoxin

Giftgruppe: Polyin.

Giftvorkommen: *Cicuta virosa*, Wasserschierling.

Giftmechanismus: Es handelt sich um ein zentrales Krampfgift, Cicutoxin greift an Gehirn und Rückenmark an, vermutlich durch Hemmung von GABA. Es zeigen sich erst klonische, dann tonische Krämpfe.

Letaldosis: Rind: Zwei bis drei Rhizome.
Pferd: 500 g getrocknetes Kraut.
Beim Menschen sind schon Vergiftungen durch kleinste Mengen möglich.

Symptome: Bei Rindern perakuter Verlauf mit plötzlichem Tod oder Tod nach kurzer Krampfphase. Bei akutem Verlauf nach 0,5–1,5 Stunden einsetzende Symptomatik mit Unruhe, Speicheln, Zähneknirschen, Mydriasis, Nystagmus, Augenrollen, Muskelzucken, krampfartigem Absetzen von Harn und Kot, epileptiformen Krämpfen, Tympanie, erst Tachykardie und später Bradykardie. In der Anfangsphase Wechsel von Erregungsphase und Apathie. Meist schon nach kurzer Zeit Exitus letalis durch Atemlähmung. Beim Pferd wechseln Krampfphasen mit Phasen der totalen Entkräftung ab. Wird die Vergiftung überlebt, können die Symptome zwei bis drei Tage bestehen bleiben.
Bei Menschen tritt innerhalb von 20 Minuten ein Brennen in Mund und Rachen, Bauchschmerzen, Übelkeit und Herzklopfen ein. Danach Rauschgefühl mit Gleichgewichtsstörungen, Schläfrigkeit und schließlich Ohnmacht, der sich epilepsieähnliche Krampfanfälle anschließen. Diese Anfälle wiederholen sich mehrmals im Abstand von zehn bis 20 Minuten, bis der Tod durch Atemlähmung eintritt. Ca. 50 % der Vergiftungsfälle beim Menschen enden tödlich.

Pathologie: Hyperämie im Magen-Darm-Trakt, in der Lunge und im Gehirn, Gehirnödem möglich.

Therapie: Eine Therapie ist nur symptomatisch möglich mit Ausschalten der Krämpfe (nicht durch Neuroleptika), Magenentleerung und Magenspülung mit Aktivkohle, Stützung des Kreislaufs und künstlicher Beatmung.

Colchicin

Giftgruppe: Sesquiterpen, Mitosegift.

Giftvorkommen: *Colchicum autumnale*, Herbstzeitlose; *Gloriosa superba*, Prachtlilie.

Giftmechanismus: Es handelt sich um ein Kapillar- und Mitosegift. Die Zellteilung bleibt hierbei in der Anaphase stehen. Die stärkste Schädigung ist an Darmepithel und Knochenmark sichtbar. Das Toxin wirkt neurologisch ini-tial erregend, später lähmend.

Letaldosis: Herbstzeitlose:
Mensch: Erwachsene ca. 5 g Samen, Kinder 1–2 g Samen.
Rind: 8–16 g frische bzw. 2–4 g getrocknete Blätter/kg KM.
Lamm: 6,4 g frische Blätter/kg KM.
Schwein: 30 g frische Knollen/100 kg KM.
Meerschweinchen: 12 g/kg KM frische Blätter.

Symptome: Am häufigsten sind Rinder betroffen. Nach ein bis drei Tagen Beginn der Symptomatik mit Anorexie, Speicheln, Schwitzen, kolikartiger Unruhe, Lähmung der Nachhand, Tachykardie, kühler Körperoberfläche und Durchfall, der teilweise blutig sein kann. Etwa die Hälfte der Tiere stirbt innerhalb einer Woche an Atemlähmung, der Rest erholt sich. Die Toxine werden auch über die Milch ausgeschieden. Pferde zeigen nach einer Latenzzeit von einigen Stunden Kolik mit blutigem Durchfall. Schweine reagieren mit Erbrechen, Durchfall, Kolik, Polydipsie, Krämpfen und Lähmungen. Die Tiere sterben im Schock nach Kreislauf- und Nierenversagen.

Bei Menschen treten die ersten Symptome nach zwei bis sechs Stunden auf: Brennen im Mund, starker Durst, Übelkeit und Erbrechen. Nach 12–24 Stunden stellen sich die typischen Symptome mit choleraähnlichem Durchfall und Hämaturie ein. Parallel dazu entwickelt sich eine aufsteigende Lähmung des ZNS und Atemnot. Der Tod tritt meist nach zwei Tagen durch Atemlähmung ein. Auch bei nicht tödlichem Ausgang der Vergiftung ist Vorsicht geboten, da ein Wiedereinsetzen der gastrointestinalen Beschwerden verbunden mit schweren Kreislaufstörungen möglich ist. Die Letalität liegt bei 10 %. Die Rekonvaleszenz kann mehrere Monate dauern. Weitere Folgeerscheinungen sind Knochenmarksdepression, Verbrauchskoagulopathien, Myokardnekrosen, paralytischer Ileus, Leber- und Nierenschädigung. Bei chronischer Anwendung (z. B. bei

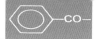
Gicht) sind Haarausfall, Myopathien und Agranulozytose beobachtet worden.

Pathologie: Die Sektion ergibt Entzündung der Schleimhäute des Magen-Darm-Traktes, subendokardiale und/oder subseröse Blutungen und Flüssigkeitsansammlungen in Brust- und Bauchhöhle.

Therapie: Nur symptomatisch möglich.

Fallbeschreibung: Nachgewiesen ist die tödliche Vergiftung einer Streifenhyäne im Zoo, deren Einstreu Pflanzenteile von Herbstzeitlosen enthielt. Die Hyäne entwickelte starkes Speicheln, Anorexie und Kolik. Bei der pathologischen Untersuchung zeigten sich eine akute hämorrhagische Gastroenteritis sowie Blutungen der Magenschleimhaut, der Nierenrinde, im Nierenmark und der Herzmuskulatur.

Coniin

Giftgruppe: Alkaloid.

Giftvorkommen: *Conium maculatum*, Gefleckter Schierling.

Giftmechanismus: Coniin zeigt eine komplexe Wirkungsweise auf das zentrale, periphere und autonome Nervensystem; es wirkt nikotin- und curareartig.

Letaldosis: Rind: Ca. 5 g/kg KM frische Pflanze.
Schaf: 10 g/kg KM frische Pflanze.
Schwein: 8–13 g/kg KM frische Pflanze.
Pferd: 3–5 kg frische Pflanze/Tier.

Symptome: Symptome treten eine halbe bis eine Stunde nach Ingestion auf. Man sieht Speicheln, Tränenfluss, Mydriasis, Anorexie, bei Wiederkäuern Aussetzen des Wiederkauens durch Lähmung der Vormagenmotorik, später Tympanie, bei Pferden vor allem Muskelzittern und Kolik; erst Bradykardie, dann Tachykardie, aufsteigende Lähmung mit Zittern und Muskelschwäche. Auch Durchfall ist möglich. Der Tod tritt durch Atemlähmung ein. Harn und Atemluft riechen mehr oder weniger deutlich nach Mäuseharn. Missbildungen durch teratogenen Effekt sind bei Kälbern und Ferkeln beschrieben (Arthrogrypose, Skoliose, Torticollis, Syndaktilie und Palatoschisis). Bei Lämmern ist mit leichten reversiblen Gelenkmissbildungen zu rechnen.
Bei Menschen sieht man folgende Symptome: Leichtere Vergiftungen: Brennen und Kratzen in Mund und Rachen, Sehstörungen und allgemeine Schwäche, vor allem in den Beinen. Bei höheren Dosen: Schwindel, Übelkeit, Erbrechen, Durchfall, Bewusstseinstrübung und aufsteigende Lähmungen. Der Tod tritt nach einer halben bis sechs Stunden durch zentrale Atemlähmung ein.

Pathologie: Die Sektion ergibt Abomasoenteritis, epi- oder subendokardiale Blutungen und Lungenödem.

Therapie: Nur symptomatisch möglich.

Fallbeschreibung: Auf einer Farm in Großbritannien erkrankten zwei Sauen mit Verdacht auf Schierlings-Vergiftung. Die Schweine zeigten Ataxie und Zittern. Sie erholten sich zwar vollständig, brachten aber beide Würfe mit missgebildeten Ferkeln zur Welt. Von einem Wurf mit 18 Ferkeln zeigten sechs ein Zittern, die anderen zwölf eine Gelenksteifigkeit, teilweise an allen vier Gliedmaßen. Im anderen Wurf mit 17 Ferkeln zeigten 13 Missbildungen und Zittern. Neben den Gelenkveränderungen wurden hier zusätzlich thorakolumbale Skoliose und Palatoschisis gefunden. Nachweislich wuchsen Schierlingspflanzen im Schweinepaddock.

Eine Gruppe junger Puten vergiftete sich durch die Aufnahme von Schierlings-Samen. An Symptomen zeigten sich, neben einer erhöhten Sterblichkeitsrate, Speicheln, Zittern und Lähmungen. Histologisch wurde lediglich eine katarrhalische Enteritis nachgewiesen.

Convallatoxin

Giftgruppe: Glykosid.

Giftvorkommen: *Convallaria majalis*, Maiglöckchen.

In Kombination mit: Steroidsaponinen.

Giftmechanismus: Das Convallatoxin wirkt digitalisähnlich. Die Steroidsaponine bewirken eine Schleimhautreizung.

Symptome: Da die Maiglöckchentoxine oral schlecht resorbiert werden (etwa zu 10 %), treten selten Todesfälle auf. Bei Menschen und Karnivoren zeigen sich Übelkeit, Erbrechen, Durchfall, verstärkte Diurese, Benommenheit, Schwindel, zentralnervöse Störungen (Erschöpfung, Spasmen, Konvulsionen), Bradykardie und Arrhythmien bis hin zum Herzstillstand. Über Todesfälle bei Enten und Gänsen nach Aufnahme von Maiglöckchenblättern wird berichtet.

Pathologie: Die Sektion ergibt Stauungserscheinungen in Leber, mesenterialen Lymphknoten und Thymus sowie Petechien auf Thymus und Herzbeutel.

Therapie: Es empfiehlt sich die Gabe von Atropin bei Bradykardie und Lidocain bei ventrikulären Extrasystolen. Bei frühzeitigem Erkennen sollte die Toxinentfernung aus dem Magen-Darm-Trakt erfolgen und mehrmalig Aktivkohle und Infusionen zur schnelleren Ausscheidung verabreicht werden. Infusionen mit Kalzium sind zu vermeiden. Eine Behandlung mit spezifischen Fab-Fragmenten soll möglich sein. Sind die Arrhythmien medikamentös nicht zu beherrschen, ist die zeitweise Implantation eines Schrittmachers anzuraten.

Fallbeschreibung: Bekannt ist die Vergiftung eines Hundes, welcher nach einer kurzen Serie von Anfällen plötzlich verstarb. Die Sektion erbrachte lediglich diverse Stauungserscheinungen an Thymus, Leber und Herz. Im Dünndarm wurden neben anderem Pflanzenmaterial Blätter des Maiglöckchens (*Convallaria majalis*) gefunden.

Ein Bericht aus neuerer Zeit beschreibt die erfolgreiche Behandlung eines Beagles mit einem temporären nichtinvasiven Herzschrittmacher. Der Hund hatte nachweislich Pflanzenteile von *Convallaria majalis* aufgenommen und mit Bradykardie und Erbrechen reagiert. Im EKG zeigte sich ein AV-Block 3. Grades.

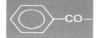
Cucurbitacine

Giftgruppe: Tetrazyklisches Triterpen.

Giftvorkommen: *Bryonia dioica*, Rotbeerige Zaunrübe; *Bryonia alba*, Weiße Zaunrübe.

Giftmechanismus: Cucurbitacine wirken stark reizend auf Haut und Schleimhaut und bewirken eine Mitosehemmung. Höhere Dosen wirken zentral lähmend.

Symptome: Bei Tieren macht sich die Intoxikation folgendermaßen bemerkbar: Erbrechen, Durchfall, Kolik, Exsikkose, Fieber, Tachypnoe, Tachykardie, Zittern, Schwitzen, Krämpfe, Ataxie, Kollaps, Störung der Nierenfunktion mit Polydipsie und Polyurie.
Beim Menschen verursacht der Saft Hautentzündungen und Blasenbildung bis hin zu Nekrosen. Nach Ingestion zeigen sich Übelkeit, Erbrechen, Durchfall, Schwindel, Krämpfe, Lähmungserscheinungen und Nierenschäden. Der Tod tritt durch Atemlähmung ein.

Pathologie: Die Sektion ergibt eine starke Gastroenteritis, eventuell Peritonitis, hämorrhagische Ergüsse in Brust- und Bauchhöhle und eine parenchymatöse Nephritis. Ulzerationen in Nieren und Harnblase sind möglich.

Therapie: Nur symptomatisch möglich.

Fallbeschreibung: Die Vergiftung eines neun Jahre alten Border Collies mit *Bryonia dioica* verlief folgendermaßen: Der Hund kollabierte plötzlich, erbrach und hatte eine erhöhte Körpertemperatur. Nach stationärer Aufnahme kam es zu wiederholtem Erbrechen und Durchfall. Es zeigte sich eine leichte Erhöhung der Nierenwerte. Trotz symptomatischer Behandlung verstarb der Hund einen Tag später. Die pathologische Untersuchung erbrachte eine Peritonitis und Enteritis mit Petechien und hämorrhagischer Flüssigkeit in Bauch- und Brusthöhle. Im Magen-Darm-Trakt konnten einige Beeren der Weißen Zaunrübe nachgewiesen werden.

Cycasin

Giftgruppe: Azaglykoside.

Giftvorkommen: *Cycas revoluta*, Palmfarn.

In Kombination mit: Neocycasin A und B, Macrozamin und der Aminosäure α-Amino-β-methylaminopropionsäure (BMAA).

Giftmechanismus: Die Azaglykoside wirken neurotoxisch, hepatotoxisch und karzinogen.

Das oral aufgenommene Cycasin wird im Magen-Darm-Trakt zu Methylazoxymethanol (MAM), dem Aglykon, metabolisiert. In hohen Konzentrationen verursacht MAM Lebernekrosen. In geringeren Dosen wurde ein karzinogener und teratogener Effekt (während der Gravidität Schäden des Gehirns, nach der Geburt Schäden des Großhirns) festgestellt. Die motorische Neurotoxizität wird wahrscheinlich verursacht durch Cycasin oder BMAA. Man nimmt an, dass dieses eine indirekte Stimulation der Glutamat-A1-Rezeptoren, einen Kalziumeinstrom und einen Zellschaden bewirkt.

Primaten zeigten nach Gabe von hohen Dosen BMAA Verhaltensänderungen, parkinsonähnliche Symptome und Symptome wie bei einer Rückbildung von motorischen Neuronen. Es werden zwar über 80 % BMAA bei der Fermentation der Samen zerstört. Man verzeichnet aber dennoch ein höheres Vorkommen bestimmter Krankheitsbilder (eine besondere Form der Amyotrophen Lateralsklerose mit Morbus Parkinson und präseniler Demenz) bei verschiedenen Völkern, die *Cycadales*-Arten als Nahrungsmittel verwenden.

Letaldosis: Beim Hund zwei Samen p. o.

Symptome: Beim Wiederkäuer sieht man akute Gastroenteritis, chronische fortschreitende Hinterhandlähmung (Myelindegenerationen im Rückenmark), Ataxien und Lebernekrosen. Bei Labortieren (Ratten und Primaten) wurde Karzinogenität nachgewiesen. Es bildeten sich Tumore in Leber, Darm und Niere. Bei Hunden treten Leber- und Nierenschädigung mit Erbrechen, Depression, Salivation, Polydipsie, Ikterus, Hämorrhagien und Aszites auf.

Menschen reagieren mit blutigem Durchfall, Erbrechen, Kopfschmerzen, Schwindel, Leberschäden, nervösen Erscheinungen, Muskelatrophie, Spastik, Faszikulation, Anfällen und Koma. Todesfälle sind möglich.

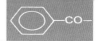
Pathologie: Die Sektion ergibt Gastroenteritis, Myelindegenerationen im Rückenmark, Nieren- und Leberschäden.

Therapie: Es kann nur symptomatisch behandelt werden, engmaschige Kontrollen der Nierenfunktion sind anzuraten.

Fallbeschreibung: Ein Vergiftungsfall aus Südafrika mit drei Bullterriern durch *Cycas revoluta* verlief folgendermaßen: Die Hunde hatten Teile des Stammes dieser Pflanze aufgenommen. Nach kurzer Zeit zeigten die Tiere Erbrechen. Später dann Auftreten von allgemeiner Depression, Salivation und Polydipsie. Es wurde eine Erhöhung der Serum-ALT und eine Leukozytose beobachtet. Vier Stunden nach Aufnahme des Pflanzenmaterials wurden die Hunde mit Magnesiumsulfat (als Laxans) therapiert. Im Laufe der nächsten Tage trat Genesung ein. 18 Tage nach der Vergiftung wurde eine Hündin gedeckt, die eine Totgeburt mit Gaumenspalte zur Welt brachte.

Cyclamin

Giftgruppe: Triterpensaponin.

Giftvorkommen: *Cyclamen persicum*, Alpenveilchen; *Cyclamen europaeum*, Wildes Alpenveilchen.

Giftmechanismus: Cyclamin bewirkt neben lokalen Reizerscheinungen auch eine Hämolyse, wenn es in ausreichendem Maße resorbiert wird.

Dosis: Für Kaninchen gelten 8 g Knolle als tödlich.

Symptome: Bei Mensch und Tier zeigen sich Übelkeit, hämorrhagische Gastroenteritis, Schweißausbruch, Schwindel, Hämolyse mit Hämoglobinurie, Herzschwäche, Arrhythmie, Hypothermie, Dyspnoe, Lähmungen und Krämpfe. Der Tod tritt durch Atemlähmung ein. Gelangt Pflanzensaft auf die Haut, so ist mit Irritationen zu rechnen.

Pathologie: Bei der Sektion zeigen sich Schleimhautreizungen des Verdauungstraktes, Hämolyse, Hämothorax, hämorrhagischer Aszites und eine Nephritis.

Therapie: Nur symptomatisch möglich.

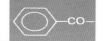

Cytisin

Giftgruppe: Alkaloid.

Giftvorkommen: *Laburnum anagyroides*, Goldregen; *Cytisus scoparius*, Besenginster.

In Kombination mit: Spartein bei Ginster-Arten.

Giftmechanismus: Cytisin wird sehr schnell über die Schleimhaut von Mund und Magen-Darm-Kanal aufgenommen. Es wirkt nikotinähnlich mit allerdings stärker erregender Wirkung auf das ZNS und die sympathischen Ganglien. Später dann lähmende Wirkung auf die vegetativen Ganglien.

Letaldosis: *Laburnum anagyroides*:
Pferd: 0,5 g Samen/kg KM bzw. 5 mg Cytisin/kg KM.
Hühner und Tauben: 7–9 g Samen/kg KM.
Hund: 2–7 g Samen/kg KM bzw. ca. 3 mg.
Katze: 2 mg Cytisin/kg KM (s. c.).
Ratte: 25 mg Cytisin/kg KM (s. c.).
Wiederkäuer: Über 100 mg Cytisin/kg KM.

Symptome: Beim Pferd kommt es nach vier bis fünf Stunden zu Ataxie, starkem Schwitzen, Zittern und Muskelzuckungen, Krämpfen, Kolik und Koma. Tod durch Atemlähmung ist innerhalb von fünf Stunden möglich. Schweine reagieren mit starkem Durchfall, Blindheit und Krämpfen. Rinder zeigen Ataxie, Krämpfe und Festliegen. Hund: Erbrechen, Ataxie, epileptiforme Anfälle. Cytisin wird auch über die Milch von Kühen und Ziegen ausgeschieden. Vergiftungsfälle durch kontaminierte Ziegenmilch sind beim Menschen beschrieben worden.

Beim Menschen bemerkt man nach einer Viertel- bis halben Stunde Speichelfluss, Schweißausbrüche, Brennen in Mund- und Rachenraum, zentral bedingtes, lange anhaltendes Erbrechen, Durchfall, Kolik, Schwindel, Delirien, Erregungszustände, Mydriasis, Hypertonie durch Gefäßverengung, klonisch-tonische Krämpfe und Lähmungen. Der Tod tritt durch Atemlähmung ein. Es kommt relativ selten zum tödlichen Ausgang, da meist schnell nach der Aufnahme Erbrechen einsetzt.

Pathologie: Die Sektion von Tieren ergibt eine Gastroenteritis und Petechien im Thymus.

Therapie: Wichtig ist eine schnelle Magenentleerung und Magenspülung mit Kaliumpermanganat. Ansonsten kann nur symptomatisch behandelt werden. Die Prognose beim Menschen ist günstig, die Mortalität liegt unter 1 %.

Fallbeschreibung: Die Goldregen-Vergiftung bei einem fünf Jahre alten Fox Terrier, der einen Ast dieser Pflanze gekaut hatte, verlief folgendermaßen: Die ersten Symptome traten nach 15 Minuten mit Schwanken und heftigem Erbrechen auf. Danach wurde ein leichter epileptiformer Anfall beobachtet, der mit Phenobarbital behandelt wurde. Nach scheinbarer Erholung wiederholten sich die Anfälle und der Hund verstarb eine Stunde nach Giftaufnahme. Chemische Analysen ergaben, dass das Tier etwa 115 mg Cytisin aufgenommen haben musste. Der höchste Toxingehalt fand sich bei der Obduktion in Magen und Jejunum.

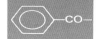
Daphnetoxin

Giftgruppe: Cyclopentenonderivat.

Giftvorkommen: *Daphne*-Arten.

In Kombination mit: Mezerein (Terpen), ätherischen Ölen.

Giftmechanismus: Schwerste Haut- und Schleimhautreizung, Schädigung von Niere, ZNS und Kreislauf, Karzinogen.

Letaldosis: Schwein: Drei bis fünf Früchte.
Pferd: 30 g Rinde.
Hund: 12 g Rinde.
Mensch: Zehn bis zwölf Früchte.

Symptome: Bei Mensch und Tier entwickeln sich nach Ingestion Brennen im Mund, Kratzen im Hals, Schluckbeschwerden, Kopfschmerzen, Schwindel, Übelkeit, Erbrechen, blutiger Durchfall, Kolik, Fieber, Krämpfe, Lähmungen, Zeichen der Nierenschädigung, Tachykardie, Schock und Tod. Nach Einwirkung von Pflanzenteilen auf die Haut kommt es zu schwersten Dermatiden mit Blasen- und Nekrosenbildung.

Pathologie: Die Sektion erbringt eine schwere Gastroenteritis mit Nekrosenbildung, Lungenödem und eine Nierenschädigung.

Therapie: Nur symptomatisch möglich.

Prognose: Überleben Tiere die Vergiftung, ist noch monatelang mit Problemen der Nierenfunktion und des Verdauungstraktes zu rechnen.

Delphinin

Giftgruppe: Diterpenalkaloide.

Giftvorkommen: *Delphinium consolida*, Acker-Rittersporn.

In Kombination mit: Methyllycaconitin.

Giftmechanismus: Neurotoxin, die Wirkung ist aconitinähnlich. Methyllycaconitin ist ein Acetylcholinhemmer und bewirkt eine Muskellähmung.

Symptome: Bei Rindern in den USA ist das Toxin die Ursache für *larkspur poisoning* mit hohen Verlusten. An Symptomen zeigen sich Erbrechen, Kolik, Bewegungsstörungen, Krämpfe, Kollaps und Arrhythmien. Der Tod tritt durch Atemlähmung ein.
Beim Menschen findet man Bradykardie, Hypotonie, klonische Krämpfe, Paralysen und final eine Lähmung der Herzmuskulatur oder Atemlähmung.

Pathologie: Bei der Sektion sieht man Stauungserscheinungen in inneren Organen, besonders der Niere, und eine katarrhalische Gastroenteritis.

Therapie: Eine Therapie ist nur symptomatisch möglich. Gabe von Neostigmin als Antidot für Methyllycaconitin.

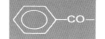

Digitoxin, Digoxin, Gitoxin

Giftgruppe: Steroidglykoside.

Giftvorkommen: *Digitalis purpurea*, Roter Fingerhut; *Digitalis grandiflora*, Großblütiger Fingerhut; *Digitalis lutea*, Gelber Fingerhut; *Digitalis lanata*, Wolliger Fingerhut.

In Kombination mit: Steroidsaponinen.

Giftmechanismus: Beeinflussung der Erregungsbildung und -leitung im Herzen durch Hemmung der Membran-ATPase, Erregung der Chemorezeptor-Triggerzone im Gehirn (Erbrechen).

Letaldosis: Schwein: 1 g frisches Pflanzenmaterial/kg KM.
Pferd: 25 g getrocknete oder 150 g frische Blätter.
Hund: 5 g trockene Blätter.
Rind: 200 g trockene Blätter (Giftminderung in den Vormägen).

Symptome: An Symptomatik treten bei Tieren auf: Erbrechen, Durchfall, Bradykardie, Herzrhythmusstörungen, Konvulsionen. Tod durch Herzstillstand.
Menschen reagieren mit Bradykardie, Übelkeit, Erbrechen, Bauchkrämpfen, Störung des Farbensehens, Halluzinationen, Lähmungen und Krämpfen. Später können Vorhofflimmern und absolute Arrhythmie bis zum völligen Herzstillstand hinzukommen. Die Empfindlichkeit eines Patienten gegenüber Digitalis ist aber immer abhängig vom Zustand des Herzens.

Pathologie: Die Sektion ergibt Hyperämie des Verdauungstraktes, massive subendo- und subepikardiale Hämorrhagien, Blutungen auf Gehirn und Meningen, Hyperämie auch in Lunge, Leber und Nieren.

Therapie: Eine Therapie ist nur symptomatisch möglich. Bei Bradykardie empfiehlt sich die Gabe von Atropin. Kalziumpräparate sind kontraindiziert. Spezifische Antikörper gegen die Digitoxine werden in der Humanmedizin schon erfolgreich eingesetzt (Fab-Digoxin).

Evonosid

Giftgruppe: Glykosid (Digitaloid).

Giftvorkommen: *Euonymus europaea*, Pfaffenhütchen; *Euonymus japonica*, Japanischer Spindelstrauch (früher: *Evonymus*).

In Kombination mit: Triterpenen, Alkaloiden, Lectinen.

Giftmechanismus: Herzwirksam, gastrointestinale Reizung.

Dosis: Bei Schafen und Ziegen Kreislaufprobleme nach Aufnahme von mehr als zehn Früchten.

Symptome: Bei Tieren sieht man nach einer Latenzzeit von bis zu 15 Stunden die Entwicklung von gastrointestinalen Beschwerden, Hyperthermie, Kurzatmigkeit, Herzrhythmusstörungen, Kreislaufstörungen und in gravierenden Fällen auch Krämpfen. Als Spätfolgen sind Leber- und Nierenschäden beschrieben. Todesfälle bei Pferden und Schafen sind dokumentiert.
Bei Kindern entwickeln sich hauptsächlich Magen-Darm-Beschwerden.

Therapie: Nur symptomatisch möglich.

Fallbeschreibung: Fünf von acht Schafen verstarben plötzlich, nachdem sie abgeschnittenes Pflanzenmaterial gefressen hatten. Die Obduktion ergab eine große Menge Blätter von *Euonymus japonica* und eine geringe Menge an Blüten von *Pieris japonica* im Panseninhalt. An pathologischen Veränderungen zeigten sich ein Lungenödem und hämorrhagische Flüssigkeit in Brust- und Bauchhöhle.

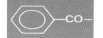

Falcarinol

Giftgruppe: Polyacetylen.

Giftvorkommen: *Hedera helix*, Efeu; *Schefflera*-Arten; in Doldengewächsen (Apiaceae), wie z. B. Mohrrübe, Liebstöckel.

In Kombination mit: Bei *Hedera* Triterpensaponinen; bei *Schefflera* mit Oxalsäure und Oxalaten.

Giftmechanismus: Allergisierende Wirkung.

Symptome: Bei Mensch und Tier zeigen sich verschiedene allergische Reaktionen.

Therapie: Nur symptomatisch möglich.

Ficin

Giftgruppe: Protein.

Giftvorkommen: *Ficus* spp.

In Kombination mit: Furocumarinen, Flavonoiden.

Giftmechanismus: Haut- und Schleimhautreizung.

Symptome: Nach Ingestion sieht man bei Hunden Hypersalivation, Erbrechen, Durchfall, Hyperthermie, Ataxie, Krämpfe und Koma. Bei Katzen ist neben Ödemen im Kopfbereich, Stomatitis, Mydriasis und Hypothermie auch mit schwerwiegenden Nierenproblemen zu rechnen. Todesfälle bei Zwerghasen (nach Auftreten von Lähmungen und Krämpfen) und Katzen sind bekannt.
Beim Menschen sind neben allergischen Erscheinungen Hautreizungen, Photodermatitis und Hornhautschäden durch den Milchsaft möglich. Bei Kindern wurden auch Magen-Darm-Beschwerden sowie Fieber beobachtet.

Pathologie: Bei Katzen ergab die Sektion Ösophagitis, Gastroenteritis und Nephritis.

Therapie: Nur symptomatisch möglich.

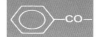
Furocumarine (Xanthotoxin etc.)

Giftgruppe: Cumarine.

Giftvorkommen: *Heracleum mantegazzianum*, Herkulesstaude; *Ficus* spp.

Giftmechanismus: Es handelt sich um ein sogenanntes Phototoxin. Unter Einwirkung von langwelligem UV-Licht bilden die Furocumarine Photoaddukte mit den Basen (besonders dem Thymin) der DNA. Bei Bergapten und Xanthotoxin, beides sind bifunktionelle lineare Furocumarine, kann das Photoaddukt noch einmal weiterreagieren und somit eine Quervernetzung der DNA, sog. Diaddukte, herbeiführen. Hieraus erklären sich auch die mutagene und kanzerogene Wirksamkeit der Stoffe. Des Weiteren soll auch die Bildung von Sauerstoffradikalen an der Zellmembranzerstörung mitwirken.

Symptome: Die Symptome, die bei Mensch und Tier in Erscheinung treten, sind identisch: Es entsteht die sog. „Wiesendermatitis". Es handelt sich dabei um eine phototoxische Reaktion (Dermatitis solaris). Die Körperstellen, die mit dem Pflanzensaft in Berührung gekommen sind und anschließend Sonnenbestrahlung ausgesetzt wurden, zeigen meist nach 24–48 Stunden Erythem- und später Blasenbildung mit entsprechender Schmerzhaftigkeit. Bevorzugt treten die Läsionen an wenig pigmentierten Hautstellen auf. Diese Hautveränderungen sehen Verbrennungen sehr ähnlich. Die Heilung dauert in der Regel mehrere Wochen, und meist bleiben Narben und Pigmentveränderungen zurück. Bei Tieren ist auch das Vorkommen einer ulzerösen Stomatitis bekannt.

Therapie: Nach Kontakt mit dem Pflanzensaft sind die kontaminierten Hautstellen vor Sonneneinstrahlung zu schützen. Bewährt hat sich eine Therapie mit entzündungshemmenden Salben. Bei Hyperpigmentation soll eine Hydrochinon-Creme 4 % günstig sein.

Fallbeschreibung: Entenküken haben nach *Heracleum*-Kontakt Blasen von bis zu 2 cm Durchmesser an den Ständern und z. T. auch an den Schnäbeln entwickelt. Die Schnäbel waren erythematös und die Nasenöffnungen teilweise so zugeschwollen, dass die Tiere durch den Schnabel atmen mussten. Auffälligerweise waren nur Tiere mit weißen Schnäbeln betroffen. Die Behandlung erfolgte symptomatisch mit Antibiotika und Kortison. Nach drei Wochen waren die Läsionen an den Ständern stark verschorft und dunkel pigmentiert. Die Tiere mit Schnabelveränderungen waren 30 % kleiner als die anderen und wurden getötet. Im Gehege der Tiere wurde eine große Menge Herkulesstaude vorgefunden.

Galegin

Giftgruppe: Guanidinderivat.

Giftvorkommen: *Galega officinalis*, Geißraute.

In Kombination mit: Saponinen.

Giftmechanismus: Paralyse von ZNS, Hypotension und Hypoglykämie.

Dosis: Letaldosis Schaf: 10–12 g frische Pflanze/kg KM bzw. 2,5–3 g getrocknete Pflanze/kg KM.
Toxische Dosis Rind: 4 kg an frischer Pflanze bzw. weniger als 1 kg an getrockneter Pflanze.

Symptome: Bei Schafen und Rindern sind perakute bis akute Verläufe möglich. Werden vor Eintritt des Todes noch Symptome sichtbar, so zeigen sie sich in Husten, Dyspnoe, schaumigem Nasenausfluss, Salivation, Stauung der Jugularvene, Venenpuls, Tachykardie, Krämpfen und Erstickungsanfällen.

Pathologie: Bei Schafen und Rindern ergibt die Sektion hochgradigen Hydrothorax mit Lungenödem, Hämorrhagien im subkutanen Bindegewebe und im Endokard, Gehirn- und Hirnhautödeme.

Therapie: Nur symptomatisch möglich.

Fallbeschreibung: Nach Fütterung von kontaminiertem Heu an 32 ausgewachsene Charolaisrinder verstarben innerhalb von zwei Tagen 20 Tiere. Die restlichen zwölf, welche sich innerhalb von drei Wochen wieder vollständig erholten, zeigten schwere Atemwegssymptomatik. Die Obduktion erbrachte ein akutes Lungenödem mit Hydrothorax (3–4 l) und Petechien am Herzen und in den Atemwegen.

Einige Ziegen aus einer Herde verstarben plötzlich, nachdem sie mit *Galega officinalis* kontaminiertes Heu gefressen hatten. Bei der Sektion fand man einen Hydrothorax, ein Lungenödem und einen geringgradigen Perikarderguss.

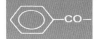

Gallotannin

Giftgruppe: Phenol.

Giftvorkommen: *Quercus* spp., Eichen.

Giftmechanismus: Gallotannin wird im Körper in Gallussäure und Pyrogallol gespalten; Letzteres führt zu einer Schleimhautreizung durch Eiweißausfällung. Weiterhin Schädigung von Leber und Niere, Eisenmangel durch Komplexbildung mit dem Eisen aus der Nahrung.

Symptome: Bei Rindern treten zwei bis 14 Tage nach Aufnahme von Eicheln oder Eichenlaub folgende Symptome auf: Kolikähnliche Unruhe, Absondern von der Herde, steifer Gang, Apathie, Anorexie, Polydipsie/Polyurie, trockenes Flotzmaul oder Nasenausfluss, Tränenfluss, Aussetzen der Wiederkautätigkeit, Erbrechen, aufgeschürzter Bauch, erst schleimiger Kot und Obstipation, dann Durchfall (auch blutig) mit Hypothermie, Bradykardie oder Arrhythmien, Taumeln, Festliegen, Stöhnen, Zähneknirschen, im späteren Verlauf auch Ödembildung, Hämoglobinurie und Nierenversagen. Die Aufnahme großer Mengen kann schon innerhalb von 24 Stunden zum Tode führen.

Es gibt Berichte über eine nervöse Form mit epiletischen Anfällen und eine hämorrhagische Form mit Epistaxis und Petechien. Seltener sind auch Vergiftungen bei Schafen, Hirschen, Elchen und Pferden mit ähnlicher Symptomatik. Pferde können auch einen Ikterus entwickeln. Todesfälle bei Tauben nach Eichelaufnahme sind dokumentiert. *Acorn calf syndrome*: Missbildungen an Skelett und Klauen, wenn während des zweiten Trächtigkeitstrimesters viele Eicheln aufgenommen wurden.

Bei Kindern wurden nach Eichelaufnahme gastrointestinale Reizerscheinungen und Fieber gesehen.

Pathologie: Schwere Gastroenteritis z. T. mit Ulzerationen (beim Pferd sind diese Veränderungen überwiegend auf Zäkum und Kolon begrenzt), Ulzerationen auch im Maul, Entzündung von Pharynx und Larynx, Leberschwellung, Ergüsse in Körperhöhlen (Aszites, Hydrothorax), subkutane und perirenale Ödeme, Petechien und Ekchymosen und toxische Nephrose (tubuläre Nierennekrosen).

Therapie: Bei wertvollen Rindern Ausräumung des Vormageninhaltes, Heudiät, reichlich schleimig-einhüllende Mittel sowie 50–100 g Natriumbikarbonat oder Kalziumkarbonat, wiederholt parenterale Flüssigkeitszufuhr, Stimulantien und Leberschutztherapie.

Fallbeschreibung: Sechs Bisons mussten getötet werden, nachdem sie in einem Wildpark von Besuchern mit Eicheln gefüttert worden waren. An Symptomen zeigten sie Inappetenz, Hinfälligkeit und Blutungen aus dem Rektum. Die pathologische Untersuchung erbrachte katarrhalisch-hämorrhagische Entzündungen des gesamten Verdauungstraktes sowie Blutungen der Darmschleimhaut, des Perikards und der Nieren. Weiterhin zeigten sich ein Lungenödem und Degenerationen der Leber. Im Panseninhalt aller Bisons wurden Eicheln gefunden.

Einige Pferde erkrankten mit folgenden Symptomen: Hypothermie, Schwäche, Speicheln, Würgen, Inkoordination, Obstipation/Durchfall, Absetzen von rotem bzw. braunem Urin und Krämpfe. Die Nierenwerte waren erhöht. Ein Pferd verstarb, die anderen mussten euthanasiert werden. Die Sektion erbrachte folgendes Bild: Ulzerationen der Maulschleimhaut, Entzündung von Larynx, Pharynx, Magen- und Darmtrakt und Unterhautödeme an Brust und Nacken. Bei der histologischen Untersuchung der Nieren wurden Tubulusnephrosen gefunden. Im Magen-Darm-Inhalt wurden zahlreiche Eicheln nachgewiesen.

Aus Deutschland ist die tödliche Vergiftung zweier Tauben bekannt, die grüne Eicheln gefressen hatten. Bei der pathologischen Untersuchung wurden Irritationen der Magen-Darm-Schleimhaut und generalisierte Ödeme festgestellt. Die toxikologische Untersuchung von Leber und Niere bestätigte den Verdacht einer Pyrogallol-Intoxikation.

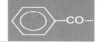
Glechomin

Giftgruppe: Unbekannt.

Giftvorkommen: *Glechoma hederacea*, Gundelrebe, Gundermann.

Giftmechanismus: Unbekannt.

Symptome: Pferd: Mehrere Tage nach Fütterungsbeginn setzen folgende Symptome ein: Anorexie, Mydriasis, Durchfall, Schwitzen, Zittern, Dyspnoe, Salivation, Entleerung von rötlich-gelbem Schaum aus der Nase, Verschleimen, schmerzhafter, feuchter Husten, Tachykardie, Zyanose, gespreizte Beinstellung, Hyperthermie, Kolik; werden größere Mengen aufgenommen, sind Todesfälle möglich (50 %).
Ziege: Hier zeigen sich Kolik, Durchfall, Salivation, Zittern, Rudern mit den Beinen und Todesfälle.

Pathologie: Lymphozytose, Herzmuskeldegeneration, Lungenödem, Stauung von Milz und Leber, Gastroenteritis, Zäkumdilatation.

Therapie: Nur symptomatisch möglich.

Fallbeschreibung: Vier Ziegen einer Herde verstarben plötzlich, nachdem sie auf eine neue Weide verbracht worden waren. Die übrigen Tiere zeigten Symptome wie Kolik, Durchfall, Speicheln, Zittern, Paddelbewegungen der Beine und einen Rückgang der Milchleistung. Bei der Obduktion wurden Pflanzenteile von *Glechoma hederacea* im Panseninhalt gefunden.

Hederasaponine

Giftgruppe: Saponin.

Giftvorkommen: *Hedera helix*, Efeu.
Im Efeu sind die Saponine vom Triterpen-Typ nachgewiesen worden: alpha-Hederin, Hederasaponine B und C und das Polyacetylen Falcarinol.

Giftmechanismus: Das Hederin wirkt gefäßverengend, aber auch hämolytisch (Saponine sind oberflächenaktiv); es bewirkt eine Reizung der Schleimhaut des Magen-Darm-Traktes. Man nimmt an, dass die Resorption von Efeusaponinen über die Schleimhaut des Magen-Darm-Traktes nicht sehr effizient ist, sodass es nicht zur Hämolyse von roten Blutkörperchen kommt.

Symptome: Bei Tieren sieht man Speicheln, Erbrechen, Schwanken, steifer Gang, Ataxie, Krämpfe, Lähmungen und Erregungszustände. Todesfälle bei Hunden und Rindern sind bekannt.
Beim Menschen wurden nach Aufnahme von Efeubeeren Übelkeit, Erbrechen, Bauchkrämpfe, Gesichtsrötung und Somnolenz beobachtet. Todesfälle bei Kindern durch die Aufnahme von Beeren sind in älterer Literatur beschrieben. Hautirritation bzw. Dermatitis werden durch Kontakt mit Efeublättern ausgelöst; Verursacher ist das Allergen Falcarinol.

Pathologie: Gastroenteritis.

Therapie: Nur symptomatisch möglich.

Fallbeschreibung: Eine Efeuvergiftung bei einem Rehbock, der aus Futtermangel *Hedera helix* aufgenommen hatte, zeigte sich in Bewusstseinsstörungen, beginnenden Lähmungen und Verlust der Scheu vor Menschen. Wegen Tollwutverdacht wurde das Tier getötet und obduziert. Außer einer großen Menge an Efeublättern im Maul und im Magen-Darm-Trakt und einer mäßigen Verwurmung wurden keine Besonderheiten festgestellt.

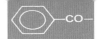
Hydrangin

Giftgruppe: Zyanogenes Glykosid.

Giftvorkommen: *Hydrangea* spp., Hortensien.

In Kombination mit: Saponinen, zyanogenen Ölen.

Giftmechanismus: Unter anderem Schleimhautreizung, allergisierende Wirkung.

Symptome: Bei Tieren wird im Allgemeinen eine schmerzhafte Gastroenteritis mit blutigem Durchfall gesehen. Kleintiere reagierten darüber hinaus mit Schwindel, respiratorischer Stimulation, Tachykardie und Konvulsionen.
In humanmedizinischen Fällen wurden Bauchschmerzen, Erbrechen, Durchfall, Lethargie und Koma beobachtet. Hortensien können auch eine Kontaktallergie mit Erythembildung auslösen.

Therapie: Nur symptomatisch möglich.

Hypericin

Giftgruppe: Anthracenderivat.

Giftvorkommen: *Hypericum perforatum*, Johanniskraut, Tüpfel-Hartheu.

Giftmechanismus: Phototoxische Reaktion, Hemmung der Monoaminoxidase (antidepressive Wirkung).

Symptome: Die Vergiftung bewirkt die Ausbildung einer starken Solardermatitis an un- oder wenig pigmentierten Stellen bei Mensch und Tier. Es können dabei erhebliche Schwellungen und Blasenbildung auftreten (Hypericismus). An weiteren Symptomen sind gesehen worden: Stomatitis, Keratokonjunktivitis, Erregung, Krämpfe, Durchfall oder Verstopfung, Kolik und Ikterus. Todesfälle bei Weidetieren sind möglich.

Pathologie: Exsudative Dermatitis, Leberveränderungen, Nephritis.

Therapie: Bei Vergiftung sind die Tiere vor Licht zu schützen, symptomatische Behandlung.

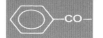

Iridin

Giftgruppe: Unbekannt.

Giftvorkommen: *Iris* spp., Schwertlilien.

In Kombination mit: Terpenoide.

Giftmechanismus: Schleimhautreizung.

Symptome: Bei Tieren beobachtet man Anorexie, Hypersalivation, Hyperthermie, Erbrechen und Durchfall, teils blutig.
Menschen reagieren mit Brennen im Mund und Hypersalivation.

Pathologie: Bei Tieren erbringt die Sektion eine schwere Gastroenteritis mit Ulzerationen in Mund, Magen und Dünndarm.

Therapie: Nur symptomatisch möglich.

Kalziumoxalat, Oxalsäure, Oxalatnadeln

Giftgruppe: Dikarbonsäure und ihre Salze.

Giftvorkommen: Verschiedene Araceae (Aronstabgewächse); *Dieffenbachia*; *Aglaonema*, Kolbenfaden; *Anthurie* spp., Flamingoblume; *Alocasia* spp., Elefantenohr; *Caladium* spp., Buntwurz; *Scindapsus* spp., Efeutute, Goldranke; *Spathiphyllum* spp., Einblatt, Blattfahne; *Syngonium* spp., Purpurtute; *Zantedeschia* spp., Zimmerkalla; *Philodendron*-Arten; *Monstera deliciosa*, Fensterblatt; *Arum maculatum*, Gefleckter Aronstab; *Calla palustris*, Schlangenwurz; in geringen Mengen auch in den Knollen von *Hyazinthus orientalis* und *Narcissus* spp.

In Kombination mit: Als weitere Substanzen werden bei *Dieffenbachia* zyanogene Glykoside, Alkaloide, proteolytische Enzyme und Saponine angenommen. Isoliert worden sind bisher ein proteolytisches Enzym namens Dumbcain und ein zyanogenes Glykosid. Bei *Philodendron*-Arten und *Monstera* spielt zusätzlich Alkylresorchinol eine Rolle.

Giftmechanismus: Der wichtigste Inhaltsstoff von *Dieffenbachia* spp. und den anderen *Araceae*-Arten sind Kalziumoxalatmonohydrat-Nadeln, sogenannte Raphiden. Diese bis zu 250 µm langen Nadeln befinden sich in ampullenförmigen „Schießzellen", ca. 100–200 Nadeln gebündelt pro Zelle, die nur bei Verletzung der Pflanze die Raphiden in die Haut bzw. Schleimhaut von Mensch und Tier schießen. Der „Schuss" wird dabei ausgelöst durch ein plötzliches Aufquellen des schleimigen Zellinhaltes. Zusätzlich werden dabei noch lösliche Oxalate, freie Oxalsäure und andere Stoffe in den Körper injiziert.

Da bei der Gewebsverletzung auch Mastzellen zerstört werden, kommt es zu einer massiven Histaminfreisetzung. Die systemische Wirkung ist teilweise auf die Oxalsäure zurückzuführen, welche mit dem Kalzium im Blut eine Bindung eingeht und somit eine Hypokalzämie mit nachfolgenden neurologischen Symptomen bis hin zum Koma verursachen kann. Als Ursache für die starke Wirkung wird ein Zusammenspiel aller Stoffe in Kombination mit der mechanischen Gewebsverletzung angesehen.

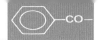

Symptome:

Besonders empfindlich ist die Katze, die oft mit Nieren- und ZNS-Symptomatik (z. B. Opisthotonus) reagiert. Ca. 50 % der *Philodendron*-Vergiftungen bei Katzen enden tödlich! Man geht davon aus, dass die Inhaltsstoffe von *Philodendron*-Arten kumulativ wirken.

Je nach Art und Weise der Pflanzenaufnahme kann man prinzipiell vier verschiedene Symptomkomplexe unterscheiden.

1. Nach oraler Aufnahme:

Es zeigen sich Rötung, Schwellung und Ulzerationen der Mund- und Rachenschleimhaut und der Zunge, Salivation, brennende Schmerzen, Kopfschütteln, häufige Versuche zu trinken, Streichen des Maules mit der Pfote, Dysphagie, Dyspnoe und Aphonie. Im weiteren Verlauf kommt es zu Blasenbildung und Nekrosen in der Schleimhaut. Die Beschwerden können mehrere Wochen andauern. Der rasche Eintritt der Symptome verhindert jedoch meist, dass größere Mengen an Pflanzenmaterial aufgenommen werden.

2. Nach Abschlucken von Pflanzenmaterial:

Es treten Erbrechen und Durchfall auf, was beides auch blutig sein kann (nekrotisierende Gastroenteritis). Im späteren Verlauf können Dehydratation, Anämie, Neutropenie, Hyperthermie und Polydipsie auftreten.

Bei Katzen beobachtet man häufig respiratorische Störungen mit Dyspnoe, Glottisödem bis hin zur Asphyxie. Auch eine Nephritis mit Albuminurie und Hämaturie scheint bei Katzen nach *Dieffenbachia*-Intoxikation typisch zu sein. Die Symptome einer Nierenbeteiligung treten aber meist erst nach einigen Tagen bzw. nach einer Woche post intoxicationem auf und können in einer urämischen Krise enden. Bei der Katze werden auch neurologische Symptome, wie z. B. Erschöpfung, Ataxie, Paralysen der Hintergliedmaßen, Opisthotonus, Muskelzittern und Koma, gesehen.

Als resorptive Wirkung sind beim Menschen Krämpfe, Muskelzuckungen, Opisthotonus, Bradykardie und andere Herzrhythmusstörungen beschrieben worden. Sowohl beim Menschen als auch bei Mäusen und Kaninchen wurde nach der Intoxikation Sterilität beobachtet. Es wird vermutet, dass durch die proteolytischen Enzyme Kinine freigesetzt werden, die an Samen- bzw. Eileiter agieren.

3. Nach Kontamination des Auges mit Pflanzensaft:

Es kommt zur Ausbildung einer Keratokonjunktivitis, bis hin zur ulzerierenden Keratitis mit den typischen Symptomen wie z. B. Blepharospasmus, Photophobie und Lidödem.

4. Kontakt mit der intakten Haut:
Man findet lokale Entzündungsreaktionen, eventuell mit Alopezie in diesem Areal.

Therapie: Die Behandlung einer systemischen Intoxikation erfolgt symptomatisch mit Gabe von Analgetika, Kortison, Antihistaminika und Antibiotika. Besonders bei Katzen ist die Kontrolle der Nierenfunktion über wenigstens zwei Wochen angezeigt!
Magenspülungen mit 10%iger Kalziumglukonat-Lösung sollen bewirken, dass sich unlösliches Kalziumoxalat bildet, das nicht mehr resorbiert werden kann. Als Sofortmaßnahme kann auch Milch, am besten versetzt mit Kreide, gegeben werden. Auch die Gabe von Aluminiumhydroxid wird empfohlen, des Weiteren die Gabe von Kaliumionen. Flüssige Ernährungsweise oder Sondenernährung ist bei Dysphagie über einen längeren Zeitraum angezeigt.
Bei Verätzung des Mund-Rachen-Raumes sollte zuerst eine gründliche Spülung mit physiologischer Kochsalzlösung erfolgen. Anschließend sollten die Entzündungsreaktionen wie oben beschrieben gemildert werden.
Bei Augenbeteiligung sind gründliche Spülung und Applikation von tetracainhaltigen Augentropfen als Sofortmaßnahme angezeigt. Eine Tropfenzubereitung aus Dinatrium-EDTA und einem Lokalanästhetikum ist möglich. Auch scopolamin- bzw. atropinhaltige Augentropfen und eine antibiotische Abdeckung werden empfohlen. Die Anwendung von Kortison ist nur dann angezeigt, wenn keine Hornhautulzera vorhanden sind. Die Heilung am Auge dauert ungefähr 20 Tage. Trotz Behandlung können die Oxalatkristalle bis zu einem Monat in der Kornea verbleiben.
Lokale Hautreizungen sind mit entzündungshemmenden und anästhesierenden Salben zu behandeln.
Bei Hunden ist der Verlauf meist günstig.

Bemerkung: Auch in vielen Gemüsesorten, wie Spinat, Mangold, Sauerampfer oder im Sauerklee, ist Oxalsäure vorhanden. Gesundheitliche Probleme entstehen nur bei Aufnahme größerer Mengen (Magen-Darm-Beschwerden, Herzprobleme, Beeinträchtigung der Blutgerinnung). Bei chronischer Aufnahme besteht die Gefahr der Nierensteinbildung.

Fallbeschreibung: Es ist der Vergiftungsfall einer vier Monate alten Katze bekannt, die *Philodendron*-Blätter gefressen hatte. Die Katze reagierte mit Anorexie, Fieber, vermehrter Sekretion aus Maul und Nase sowie Enzephalitis-Zeichen (Nervosität, Opisthotonus, Zuckungen und Zittern). Nach symptomatischer Behandlung genas die Katze innerhalb von zwei Wochen wieder vollständig.

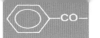
Ein Hund, der Pflanzenteile einer *Dieffenbachia* gefressen hatte, zeigte folgende Symptomatik: Inappetenz, Schmerzen im Maulbereich, Erbrechen und einen hämorrhagischen Durchfall. Der Hund wurde symptomatisch behandelt und genas innerhalb weniger Tage.

Eine Katze entwickelte nach Ingestion von einem Blattstück einer *Dieffenbachia* gravierende Magengeschwüre. An Symptomen zeigten sich Hämatemesis, Anorexie und Exsikkose. Die Katze erholte sich unter symptomatischer Therapie.

Ein neunjähriger Pudel verstarb, nachdem er einen dicken Stängel von *Dieffenbachia picta* zerkaut hatte. An Symptomen zeigte er eine ulzerative Glossitis und Dyspnoe aufgrund eines Glottisödems.

Ein Meerschweinchen musste euthanasiert werden, nachdem es einen Monat zuvor ein Stück eines *Spathiphyllum*-Blattes gefressen hatte. Eine Woche nach Toxinaufnahme entwickelten sich die Symptome einer Niereninsuffizienz.

Lantadene

Giftgruppe: Triterpensäureester.

Giftvorkommen: *Lantana camara*, Wandelröschen.

Giftmechanismus: Veränderung der Durchlässigkeit von Leberzellen, Blockierung der Bilirubinausscheidung, Senkung der Magenmotilität bei Wiederkäuern, sekundär phototoxische Reaktion.

Symptome: Bei Schafen zeigen sich phototoxische Reaktionen wegen ikterogener Wirkung. Man beobachtet weiterhin Anorexie, Obstipation, Erbrechen und Ikterus mit Photodermatitis. Die Tiere versterben an Leber- und Nierenversagen. Hunde reagieren mit Erbrechen, Anämie und Zeichen von Leberschädigung.
Beim Menschen wurden Lichtscheu, Erbrechen, Durchfall, Ikterus, Ataxie, Dyspnoe, Zyanose und Mydriasis verzeichnet.

Pathologie: Die Sektion erbringt eine geschwollene, gelbbraun bis orange verfärbte Leber mit Lebernekrosen und Hämorrhagien im Magen-Darm-Trakt, Aszites und Hydrothorax.

Therapie: Nur symptomatisch möglich. Erkrankte Tiere und Menschen sind vor Sonnenlicht zu schützen.

Fallbeschreibung: Ein Chow-Chow, der regelmäßig Pflanzenteile von *Lantana* verzehrt hatte, entwickelte eine Hepatitis und eine Anämie mit Todesfolge.

Drei Rote Kängurus bekamen Vergiftungssymptome aufgrund von mit *Lantana camara* kontaminiertem Heu. Sie zeigten Apathie, Anorexie und Ikterus. Ein Tier verstarb. Nach intensiver Sonneneinstrahlung entwickelten die anderen beiden Kängurus eine exsudative Dermatitis. Die pathologische Untersuchung ergab eine hochgradige Leberdegeneration.

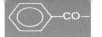

Ligustrosid

Giftgruppe: Monoterpenalkaloid.

Giftvorkommen: *Ligustrum vulgare*, Liguster.

Giftmechanismus: Unbekannt.

Symptome: Bei Rindern, Schafen und Pferden sieht man Hyperthermie, Tachykardie, gerötete Schleimhäute, Störung der Pansenaktivität bzw. Kolik, Mydriasis, Krämpfe und Ataxie der Hintergliedmaßen bis hin zum Festliegen. Beim Menschen ist mit Übelkeit, Erbrechen und Durchfall zu rechnen. Lokale Hautreizungen durch Kontakt mit Ligusterblättern (Ligusterdermatitis) können auftreten.

Pathologie: Die Sektion ergibt eine hochgradige Gastroenteritis.

Therapie: Nur symptomatisch möglich.

Fallbeschreibung: Fünf von 24 Rindern verstarben in Tennessee, nachdem sie Ligusterblätter (*Ligustrum amurense*) von einer Hecke gefressen hatten. An Symptomen traten auf: Ataxie, Standunfähigkeit, grünlicher Nasenausfluss, Erliegen der Wiederkautätigkeit und erhöhte Herz- und Atemfrequenz.

Die Aufnahme abgeschnittener Pflanzenteile von *Ligustrum ovalifolium* führte bei einem Lamm zur Ausbildung folgender Symptome: Anorexie, erhöhte Körpertemperatur, Kolikerscheinungen, reduzierte Pansentätigkeit, Mydriasis und Ataxie der Hintergliedmaßen. Nach symptomatischer Therapie genas das Lamm innerhalb weniger Tage vollständig.

Lilien-Toxin

Giftgruppe: Unbekannt.

Giftvorkommen: *Lilium longiflorum, Lilium tigrinum, Lilium speciosum, Lilium lancifolium; Hemerocallis* spp., Taglilien.

Giftmechanismus: Unbekannt.

Symptome: Vergiftungen bei Katzen können schon nach der Aufnahme eines Blattes auftreten. Bereits nach zwei Stunden zeigen sich Symptome wie Anorexie, Erbrechen und allgemeine Depression. Die Blutuntersuchung zeigt einen Anstieg von Harnstoff und Kreatinin. Polyurie mit Glukosurie und Hämaturie kommen hinzu. Das Erbrechen hört meist nach zwölf Stunden auf, um nach 24 Stunden im Zuge der akuten Niereninsuffizienz erneut zu beginnen. An weiteren Symptomen wurden gesehen: Pressen des Kopfes gegen die Wand, Desorientiertheit, Ataxie, Ödeme im Gesicht und an den Pfoten, Dyspnoe und Krämpfe. Überlebt die Katze, ist mit einer chronischen Niereninsuffizienz zu rechnen. Hunde reagieren lediglich mit geringfügigen Magen-Darm-Symptomen.

Pathologie: Die Sektion ergibt bei Katzen Nekrosen der Tubulusepithelzellen und eventuell eine Pankreatitis.

Therapie: Emetika (nur zwei bis vier Stunden nach Ingestion sinnvoll), Aktivkohlegabe, Diurese, Ringer-Laktat-Lösung über wenigstens 48 Stunden (130 ml/kg KM tgl.), Peritonealdialyse.

Lolin

Giftgruppe: Pyrrolizidin-Alkaloid.

Giftvorkommen: *Lolium temulentum*, Taumel-Lolch.

In Kombination mit: Corynetoxine (durch Infektion mit Corynebakterien).

Giftmechanismus: Neurotoxine.

Symptome: Bei Mensch und Tier werden gesehen: Schwindel, Gleichgewichtsstörungen, geistige Verwirrung, eingeschränktes Denkvermögen, Sehstörungen, Sprach- und Schluckstörungen, Erbrechen, Durchfall, Mydriasis, Zittern, Schläfrigkeit, Hypothermie, Senkung der Herzfrequenz und selten Tod durch Atemlähmung.

Pathologie: Es gibt keine typischen Läsionen.

Therapie: Nur symptomatisch möglich.

Lupanin, Lupinin

Giftgruppe: Alkaloid.

Giftvorkommen: *Lupinus* spp.

In Kombination mit: Anagyrin, Ammodendrin, Spartein, Phomopsin (Mykotoxin).

Giftmechanismus: Lupinin wirkt ganglienblockierend, anästhesierend, bei hohen Dosen bewirkt es eine aufsteigende Lähmung. Lupanin wirkt wie Spartein durch Blockierung der ganglionären Erregungsübertragung. Es führt zu Arrhythmien und Hypotension.

Anagyrin und Ammodendrin verursachen *crooked calf disease*, darunter versteht man Missbildungen mit Arthrogryposis, Ankylosen, Torticollis, Skoliose und Gaumenspalten.

Phomopsin bewirkt eine Beeinträchtigung des Haushaltes von Kupfer, Zink, Eisen, Selen und Vitamin E.

Symptome: *Lupine poisoning* (Vergiftung durch bittere Lupine) äußert sich mit Muskelzittern, Erregung, ziellosem Umherwandern, Taumeln, Krämpfen, Festliegen, Koma und Tod.

Bei der Lupinose (Vergiftung durch Mykotoxine aus befallenen Süßlupinen) treten auf: Anorexie, Absondern von der Herde, Salivation, Pansenatonie, Obstipation, Unruhe, Angriffslust oder Teilnahmslosigkeit und Ikterus mit Photosensibilisierung. Der Tod tritt meist ein bis drei Tage nach Krankheitsbeginn bzw. fünf bis zehn Tage nach Verfütterung verpilzter Lupinen ein.

Chronische Vergiftungen verursachen beim Schwein eine verminderte Futterverwertung und Wachstumsstillstand. Bei Schafen werden subkutane Ödeme, Gangrän, Anämie und Ikterus gesehen. Tragende Tiere können abortieren.

Vergiftungen sind beim Menschen sehr selten. In leichten Fällen treten Schwindel und leichte neurologische Symptome auf. Nur in schweren Verläufen sieht man Salivation, Erbrechen, Schluckbeschwerden, Herzarrhythmien und aufsteigende Lähmung. Der Tod tritt durch Atemlähmung ein.

Pathologie: Bei Lupinose sieht man Ikterus, schwere Leberverfettung, fettige Degeneration und Nekrosen der Nieren. Der Zerlegungsbefund bei *lupine poisoning* ist unauffällig.

Therapie: Nur symptomatisch möglich.

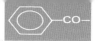

Lycorin

Giftgruppe: Alkaloid.

Giftvorkommen: *Narcissus* spp., Narzissengewächse; *Amaryllis belladonna*; *Clivia miniata*; *Galanthus nivalis*, Schneeglöckchen; *Leucojum vernum*, März-becher; *Crinum* spp., Hippeastrum-Hybriden.

In Kombination mit: Oxalsäure, Chelidonsäure, Galanthamin, Tazettin, Haemanthamin u. a.

Giftmechanismus: Lycorin wirkt zytostatisch, indem es an die 60-S-Unter-einheit der Ribosomen bindet und so die Proteinbiosynthese hemmt. Es wirkt auf das Brechzentrum im Gehirn und schleimhautreizend. Weitere Effekte sind Hypotension und Bradykardie.

Letaldosis: Als tödliche Menge für einen Hund werden 15 g Narzissen-Zwiebeln angegeben.

Symptome: Bei Tieren können Erbrechen, Durchfall, Kolik, Polydipsie und Polyurie, Schwitzen, Arrhythmien, Bradykardie, Hypothermie, Hypotension, Ataxie und Krämpfe auftreten.
Die Latenzzeit beim Menschen beträgt weniger als vier Stunden. Es treten Sali-vation, Übelkeit, Erbrechen, Durchfall, Schwindel, Hypotonie, Herzrhythmus-störungen, Zittern, Schläfrigkeit und in größeren Dosen auch zentrale Lähmun-gen und Tod ein. Der Wirkstoff ist beim Menschen für die sogenannte „Narzis-senkrankheit", eine Kontaktdermatitis, verantwortlich. Allergische Reaktionen dieser Art sind auch bei Hunden bekannt.

Pathologie: Leberdegeneration.

Therapie: Es kann nur symptomatisch behandelt werden. Bei Bradykardie empfiehlt sich die Gabe von Atropin.

Fallbeschreibung: Eine Katze, die Reste von einem vertrockneten Narzis-senstängel aufgenommen hatte, reagierte mit Erbrechen, Polydipsie/Polyurie, hochgradiger Hypothermie, Bradykardie und Hypotension. Die Behandlung erfolgte mit Atropin, Dexamethason und Infusionen. Nach sechs Tagen hatte sich die Katze wieder vollständig erholt.

Aus Irland sind tödliche Vergiftungen von Eseln durch Osterglockenzwiebeln bekannt.

Macadamia-Nuss-Toxin

Giftgruppe: Unbekannt.

Giftvorkommen: Nuss von *Macadamia integrifolia* und *Macadamia tetraphylla.*

Giftmechanismus: Unbekannt.

Symptome: Nur bei Hunden kommt es zu Vergiftungen, und zwar ab einer Dosis von 2 g Nüsse/kg KM. Bereits nach einer Latenzzeit von weniger als zwölf Stunden entwickeln sich Erbrechen, Schwäche (vor allem in der Hinterhand) bis hin zur Stehunfähigkeit, Ataxie, Zittern, Hyperthermie, Bauchschmerzen, Lahmheit, Steifheit in den Gelenken, blasse Schleimhäute und Festliegen. Im Blut stellt man einen Anstieg von Lipase und alkalischer Phosphatase fest. Innerhalb von 24–48 Stunden ist mit vollständiger Erholung der Hunde zu rechnen.

Therapie: Nur unterstützende Maßnahmen sind angezeigt.

Fallbeschreibung: Sieben Stunden nach dem Fressen von Macadamia-Nüssen erbrach ein Hund diese und war nicht mehr in der Lage, selbstständig zu stehen. Das Tier erholte sich ohne Therapie wieder vollständig.

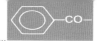
Manacin

Giftgruppe: Alkaloid.

Giftvorkommen: *Brunfelsia pauciflora*, Brunfelsie.

Giftmechanismus: Die Toxine greifen am Rückenmark an, wo zuerst die motorischen Zentren aktiviert und später gehemmt werden. Außerdem wirken sie stimulierend auf die Nieren und Drüsen allgemein.

Symptome: Aus der Literatur sind einige Vergiftungsfälle bei Hunden durch Aufnahme von Samen der *Brunfelsia*-Arten in Südamerika und Australien bekannt. Folgende Symptome wurden dabei beobachtet: Irritationen der Maulschleimhaut mit starkem Speicheln, Husten, Erbrechen, Polyurie, Durchfall, Konstipation, tonisch-klonische Krämpfe (auch auslösbar durch Geräusche und Berührung), Mydriasis oder Miosis, Verlust des Drohreflexes, horizontaler Nystagmus, Anisokorie, Dyspnoe, Opisthotonus, Versteifung der Extensor-Muskulatur und Tod. Die Symptome können mehrere Tage bis Wochen andauern. Als Differentialdiagnosen sollte man Strychnin- und Metaldehyd-Vergiftungen sowie Staupe in Betracht ziehen.

Therapie: Es ist eine symptomatische Behandlung der Krämpfe mit Diazepam, Pentobarbital, Phenobarbital oder Primidon angezeigt; zusätzlich empfehlen sich eine Infusionstherapie und Kortison-Gaben.

Fallbeschreibung: Die Vergiftung eines Huskys durch Samen von *Brunfelsia pauciflora* verlief folgendermaßen: Das Tier zeigte Hypersalivation, Husten, tonisch-klonische Krämpfe, Verlust des Drohreflexes, horizontalen Nystagmus. Während der nächsten vier Tage zeigte sich eine auffällige Empfindlichkeit gegenüber lauten Geräuschen, und es entwickelte sich eine Anisokorie. Die Therapie erfolgte symptomatisch mit Kortison und antikonvulsiv wirkenden Medikamenten (Pentobarbital, Phenobarbital oder Primidon). Noch nach drei Wochen war das Gangbild unsicher; die Erkrankung heilte aber letztendlich ohne Folgeschäden aus.

Methylamin

Giftgruppe: Amin.

Giftvorkommen: *Mercurialis* spp.

In Kombination mit: Saponinen und ätherischen Ölen.

Giftmechanismus: Hämolysierend, hepatotoxisch, neurotoxisch, schleimhautreizend.

Letaldosis: Rind: 3–10 kg frische Pflanze/Tier, fünf bis sechs Tage lang. Schaf: 0,2–0,3 kg/Tag/Tier.

Symptome: Bei Rind und Schaf treten nach einigen Tagen auf: Salivation, Anorexie, Apathie, Stöhnen, Pansenatonie, Obstipation oder Durchfall, Ataxie, Ikterus, erst Hyperthermie, dann Hypothermie, pochender Herzschlag mit kleinem frequentem Puls, Arrhythmien, zunehmende Schwäche, hämolytische Anämie, Hämoglobinurie, Anurie, Festliegen, Torticollis und schließlich Tod. Bei Schafen sind auch Pruritus, Wollverlust, Polyurie und Husten möglich. Pferde und Schweine können mit Salivation, Anorexie, Durchfall, Ikterus und Hämaturie reagieren.

Pathologie: Die Sektion ergibt Leber- und Nierendegeneration (zentrolobuläre Lebernekrosen), Milzsiderose, hämorrhagische Schwellung der Darmschleimhaut, subepi- und subendokardiale Blutungen und Peritonitis.

Therapie: Nur symptomatisch möglich, ggf. Bluttransfusionen.

Fallbeschreibung: In einer Herde von 23 Milchkühen wurde nach dem Verbringen auf eine neue Weide eine Kuh tot vorgefunden. Andere Mitglieder der Herde zeigten Kolikerscheinungen, Durchfall, reduzierte Milchleistung und roten Urin. Nach weiterer Verschlechterung des Gesundheitszustandes einiger Tiere wurden die Rinder wieder aufgestallt. Trotz symptomatischer Behandlung verstarben zwei weitere Rinder. Die pathologische Untersuchung erbrachte Leber- und Nierenveränderungen mit ausgeprägtem Ikterus. Bei der Inspektion der Weide wurde das Vorhandensein von Bingelkraut (*Mercurialis annua*) festgestellt.

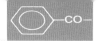
Nikotin

Giftgruppe: Pyridin-Alkaloid.

Giftvorkommen: *Nicotiana tabacum*, Tabak; *Nicotiana* spp.

Giftmechanismus: Kurze zentrale Erregung, dann Lähmung der Zentren im Zwischenhirn, der Medulla oblongata und Medulla spinalis. Wirkt peripher in kleinen Dosen wie Acetylcholin, in größeren Dosen als vegetativer Ganglienblocker, kanzerogen. Nikotin kann auch über die Haut resorbiert werden.

Letaldosis: Rind: 300–2000 g getrocknete Tabakblätter.
Pferd: 300–1200 g.
Schaf und Ziege: 30–100 g.
Hund und Katze: 5–25 g.

Symptome: Bei Tieren sieht man Erschöpfung, Hypothermie, Muskelzittern, Stolpern, Niederstürzen, Speicheln, Erbrechen, Obstipation oder Durchfall, Tympanie und Herzarrhythmien. Der Tod tritt durch Atemlähmung ein.
Bei Menschen bemerkt man zuerst Miosis, dann Mydriasis, blasse Haut, kalter Schweiß, Zittern, Kopfschmerzen, Benommenheit, Übelkeit und Erbrechen. Bei schwerer Intoxikation folgen kolikartige Krämpfe, Durchfall, Atembeschwerden, Tachykardie oder Bradykardie, erst Hypertonie, dann Hypotonie und Tod durch Atemlähmung. Bei chronischem Abusus: Katarrhe der oberen Luftwege, Lungenkarzinom, Herzrhythmusstörungen, Gefäßspasmen, Arteriosklerose, Hypertonie und Herzinfarkt.

Therapie: Nur symptomatisch möglich.

Fallbeschreibung: Eine zehn Jahre alte Labradorhündin reagierte folgendermaßen auf die Ingestion von Zigaretten: Sie entwickelte starkes Speicheln, Zittern, Desorientiertheit, Ataxie und Erbrechen. Nach Behandlung mit Apomorphin, Kohle und Ringer-Laktat-Lösung genas der Hund vollständig innerhalb von vier Tagen.

Oenanthotoxin

Giftgruppe: Polyin.

Giftvorkommen: *Oenanthe* spp.

Giftmechanismus: Reversible Hemmung des Na^+-Einstroms. Der primäre Angriffsort ist die Hirnrinde. Krampfauslösendes Neurotoxin.

Letaldosis: Rind: Ca. 500 g Rhizom (ca. 1,25 g/kg KM).
Pferd: 200–300 g (ca. 1 g/kg KM).
Schwein: 1,5 g/kg KM.
Schaf: 2 g/kg KM.
Hund: 4 g/kg KM.
Kaninchen: 20 g/kg KM.
Meerschweinchen: 2 g/Tier.

Symptome: Bei Tieren sieht man Ängstlichkeit, Zittern, Ataxie, Mydriasis, Aufregung, Salivation, Erbrechen, Durchfall, Kolik, Nasenbluten, Polypnoe, Dyspnoe, Krämpfe, Kollaps und Koma. Bei Tieren, die eine Vergiftung überleben, kann eine Hinterhandlähmung zurückbleiben. Perakute Verläufe mit Tod innerhalb weniger Minuten sind möglich.
Beim Menschen treten nach einer Latenzzeit von 15–90 Minuten Entzündung und Blasenbildung im Mund und Reizung des Verdauungstraktes (Übelkeit, Erbrechen, Bauchschmerzen) auf. Später kommen epileptiforme Krämpfe, Trismus, Mydriasis, Bradykardie, erst Hypotonie, dann Hypertension, Empfindungsstörungen und Erinnerungslücken hinzu. Der Tod kann schon nach ein bis zwei Stunden eintreten.

Pathologie: Man findet eine hämorrhagische Gastroenteritis und Hämorrhagien im Respirationstrakt. Eine Rhabdomyolyse kann auftreten.

Therapie: Nur symptomatisch möglich.

Fallbeschreibung: Einige Rinder verstarben plötzlich, nachdem der Landwirt die Drainagegräben auf einem Feld erneuert hatte. Andere Tiere der Herde zeigten Entkräftung, Tachypnoe, Stauung der Jugularvenen und Krämpfe. Bei der Obduktion wurden im Pansen der Tiere *Oenanthe*-Wurzeln gefunden, welche aus der frisch ausgehobenen Erde stammten.

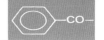

Oleandrin

Giftgruppe: Glykosid.

Giftvorkommen: *Nerium oleander*, Oleander.
Es sind über 28 Cardenolidglykoside aus dieser Pflanze isoliert worden. Die Hauptglykoside sind Oleandrin (Folineurin), Nerin und Nerianthin; außerdem sind auch Saponine vorhanden. Diterpene werden für das Auftreten zentralnervöser Symptome verantwortlich gemacht.

Giftmechanismus: An der Herzmuskelzelle binden Digitalisglykoside an die Na^+- K^+-ATPase und verdrängen dabei kompetitiv das Kalium. Dadurch wird eine Ionenverschiebung ausgelöst, die folgende Effekte hat:
1. Positiv inotrop (Zunahme der Kontraktionskraft und -geschwindigkeit).
2. Negativ chronotrop (Senkung der Herzfrequenz).
3. Negativ dromotrop (Abnahme der Erregungsleitungsgeschwindigkeit).
4. Positiv bathmotrop (ektopische Reizbildung im Kammerbereich).

Letaldosis: Die mittlere letale Dosis an frischen Oleanderblättern liegt bei:
Pferd: 15–20 g.
Rind: 10–20 g.
Schaf: 1–5 g.
Mensch: 4 g.

Symptome: Gastrointestinal: Übelkeit, Erbrechen, Durchfall, Hypersalivation, Kolik, Pansenatonie.
Nerval: Krämpfe, Mydriasis, Atemlähmung.
Kardial: Alle möglichen Formen von Herzrhythmusstörungen (Extrasystolen, ventrikuläre Tachykardie, Kammerflimmern, AV-Block [meist Grad I und II], Bradykardie, Vorhofflimmern, ektope Schrittmacher), Vasokonstriktion in der Peripherie, Polyurie, Lungenödem, Hypotension, Hypothermie und Schock. Trächtige Tiere können abortieren. Nach Aufnahme tödlicher Dosen kann der Tod schon nach wenigen Minuten eintreten. Bei Meerschweinchen und Hamstern stehen besonders die zentralnervösen Symptome im Vordergrund: tonische oder klonische Krämpfe, Opisthotonus, Muskelzittern und final Lähmungen.
Beim Menschen zeigen sich Anästhesie im Mund- und Rachenbereich, Übelkeit, Erbrechen, Krämpfe, Herzrhythmusstörungen, Mydriasis und Atemlähmung.

Pathologie: Man findet Hämorrhagien im Magen-Darm-Trakt und im Epi- und Endokard, Degeneration und Nekrosen von Magen, Darm, Leber, Pankreas, Nieren, Herz und Skelettmuskulatur.

Histologisch können auftreten: Degenerationen von Herzmuskelzellen, Pankreasazinizellen, Leberzellen und von tubulären Epithelien. Außerdem sieht man Erosionen und Nekrosen des Epithels im Magen-Darm-Trakt und ödematöse Aufquellung der Muskulatur.

Therapie: Schnelle Entleerung des Magen-Darm-Traktes, wenn die Pflanzenaufnahme beobachtet wird. Bei Erregung sollte Diazepam gegeben werden und eine symptomatische Therapie der Herzrhythmusstörungen erfolgen. Kalium ist dabei nur nach Serumspiegel und unter EKG-Kontrolle (nicht bei AV-Block) angezeigt. Bei AV-Überleitungsstörungen sollte man vorsichtig bei Gaben von Ajmalin, Procainamid, β-Blockern und Chinidin sein. Treten Extrasystolen auf, kann mit Lidocain, Phenytoin, bei Bradykardie mit Atropin oder Orciprenalin behandelt werden.

Zu bedenken ist, dass bei Auftreten der ersten Symptome die meisten Glykoside schon resorbiert sind und die Magen-Darm-Entleerung dann wirkungslos ist. Als spezifische Therapie kommen Digitalis-Antitoxine (Antidigoxin-Fab-Fragmente) infrage, die sich in großen Dosen als sehr wirksam erwiesen haben.

Fallbeschreibung: Ein Hund hatte wahrscheinlich 20–25 Blätter aufgenommen und wieder erbrochen. Es wurden neben starkem Erbrechen Mattigkeit, Bradykardie, Hypothermie und Dehydratation beobachtet. Im EKG zeigten sich am dritten und vierten Krankheitstag Veränderungen in Form eines respiratorisch gekoppelten AV-Blocks mit Verlängerung der PQ-Zeit und Verlagerung der ST-Strecke. Am fünften Tag konnte das Tier entlassen werden.

Eine tödliche Oleandervergiftung bei einer Katze zeigte folgenden Verlauf: Es handelte sich dabei um eine neu angeschaffte Pflanze, von der die Katze einige Blätter gefressen hatte. Die Katze zeigte zuerst Apathie, Durchfall, Erbrechen, Zittern, Anorexie, Arrhythmie und Bradykardie. Das EKG ergab ventrikuläre Extrasystolen. Der Tod trat nach einer Krankheitsdauer von dreieinhalb Tagen ein. Die Obduktion zeigte Blutungen und Nekrosen des Myokards, Leberschwellung mit Nekrosen, Tubulonephrose und Blutungen im Magen-Darm-Trakt mit geschwollenen Mesenteriallymphknoten.

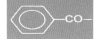

Palustrin

Giftgruppe: Piperidinalkaloid.

Giftvorkommen: *Equisetum* spp., Schachtelhalme.

In Kombination mit: Thiaminasen, Nikotin und Saponinen.

Giftmechanismus: Die Thiaminasen zerstören das Vitamin B_1 (nicht bei Wiederkäuern). Der Giftmechanismus von Palustrin ist noch nicht bekannt.

Symptome: Vergiftungen treten meist bei Weidetieren auf, die Latenzzeit kann mehrere Wochen bzw. Monate betragen. Bei Pferden zeigen sich die Symptome wie bei einer B_1-Hypovitaminose (Taumelkrankheit). Hier verläuft die Intoxikation in zwei Phasen: Erst erhöhte Reflexerregbarkeit und Muskelzuckungen, später Ataxie, Taumeln und Krämpfe. Selten treten auch Lähmungen auf. Vegetativ macht sich die Erkrankung durch Bradykardie, Hypothermie, Hypotonie, Mydriasis und Obstipation bemerkbar. Auch Blutungen am Augenhintergrund sind möglich. Im Blut erscheinen die typischen Anzeichen des Thiaminmangels: Hyperglykämie, Erhöhung von Pyruvat, Oxalat, Kalium, alkalischer Phosphatase und Cholinesterase im Serum.
Bei Rindern sieht man einen plötzlichen starken Milchrückgang, Anorexie, Abnahme der Wiederkautätigkeit, Unruhe, Erregbarkeit, später Schwäche, Apathie und unsichere Bewegungen. Später kommen Durchfälle hinzu, die von Lähmungen begleitet sein können. Erst danach sind Todesfälle zu beobachten. Des Weiteren sieht man Hämoglobinurie. Als Folgeschäden treten Unfruchtbarkeit und Aborte auf. Typisch sind auch die wässrig-blaue, bitter schmeckende Milch und die talgartige Konsistenz der daraus gewonnenen Butter.

Pathologie: Beim Pferd sieht man im Gehirn Veränderungen an Glia- und Ganglienzellen, einen Schwund der Purkinje-Zellen im Kleinhirn sowie eine seröse Entzündung der Hirnhäute. In chronischen Fällen ist bei Rindern mit Leber- und Nierendegenerationen zu rechnen.

Therapie: Beim Pferd empfiehlt sich die Verabreichung von Trockenhefe (100–250 g) oder Injektion von 250–1000 mg Vitamin B_1 pro Tier und Tag. Bei Rindern ist nur eine symptomatische Therapie möglich.

Persin

Giftgruppe: Fettsäureester.

Giftvorkommen: *Persea americana*, Avocado.

Giftmechanismus: Persin verursacht eine Kardiomyopathie bei allen Tieren und eine nicht-infektiöse Mastitis bei Säugetieren.

Dosis: Bei Ziegen treten ab einer Dosis von 20 g frischen Blättern/kg KM Symptome auf.

Das Avocadotoxin scheint eine kumulative Wirkung zu besitzen, da auch eine sehr geringe Dosis an frischen Blättern (2,5 g/kg KM) über einen längeren Zeitraum (32 Tage) zu Myokarddegenerationen bei Schafen führt. Zur Vergiftung führte sowohl die Aufnahme von Blättern und Rinde als auch von Früchten.

Symptome: Die Hauptsymptome sind bei allen Säugetieren Dyspnoe, Husten, Zyanose, Tachykardie, subkutane Ödeme (besonders im Hals- und Abdomenbereich), Aszites, Zeichen der Herzvergrößerung im EKG und bei der Röntgenuntersuchung, Erbrechen und Kolik. Anstieg von LDH, AST, alkalischer Phosphatase und CPK im Blut sind möglich.

Bei laktierenden Säugetieren zeigt sich eine Mastitis mit Euterödem, Verringerung der Milchmenge, grobsinnlicher Milchveränderung, Anstieg von Antitrypsin, NAGase und somatischen Zellen in der Milch.

Vögel zeigen ca. 20 Stunden nach Avocado-Aufnahme Dyspnoe, Aufplustern und Sitzen auf dem Käfigboden mit ausgestreckten Flügeln. Meist Tod nach ein bis zwei Tagen.

Pathologie: Bei Säugetieren und Vögeln wurde ein blasser, schlaffer Herzmuskel mit Degeneration von Herzmuskelfasern gefunden, sowie Hydrothorax, Lungenödem, Hydroperikard, Stauung im großen Kreislauf mit Aszites, Anasarka und im kleinen Kreislauf mit Lungenödem. Bei laktierenden Tieren fand man außerdem ein Euterödem, Degeneration des sekretorischen Epithels und Nekrosen im Euter.

Therapie: Nur symptomatisch möglich.

Fallbeschreibung: Eine Avocado-Vergiftung bei zwei Hunden in Kenia zeigte folgenden Verlauf: Diese Hunde hatten eine Vorliebe für Avocado-Früchte entwickelt („Fuerte Variante"). An Symptomen wurden dabei verzeichnet:

Appetitlosigkeit, Verstopfungen, Vergrößerung des Abdomens und Dyspnoe. Ein Tier verstarb, das andere wurde mit Furosemid und Digoxin behandelt und verstarb am nächsten Tag. Die klinische Untersuchung des zweiten Tieres ergab Jugularpuls, Aszites, Ödeme, auch an beiden Hintergliedmaßen, Puls 200/min, gedämpfte Herztöne, Vergrößerung der Herzdämpfung, Kardiomegalie, besonders der rechten Herzhälfte, Verdichtung der Lunge und pleurale Effusion.

Die Laborwerte ergaben Leukozytose mit Neutrophilie, eine Erhöhung von ALAT und alkalischer Phosphatase. Die Urinanalyse zeigte eine Proteinurie und das Auftreten von Hyalinzylinder. Die Sektion zeigte Anasarka, Aszites, Lungenödem, pleurale und perikardiale Effusion, der Herzmuskel war blass und besonders die rechte Hälfte von schwammiger Konsistenz, Leber- und Nierenstauung und eine Degeneration der Herzmuskelfasern mit mononukleärer Infiltration.

Phasin (Phythämagglutinin, PHA)

Giftgruppe: Protein, Lectin.

Giftvorkommen: *Phaseolus vulgaris*, Gartenbohne.

In Kombination mit: Trypsininhibitoren, Saponinen.

Giftmechanismus: Hemmung der Protein-Biosynthese, vor allem im Dünndarm.

Symptome: Tiere (Schweine, Rinder, Pferde) reagieren bei akutem Verlauf mit Anorexie, Gastroenteritis, auch hämorrhagisch, tonisch-klonischen Krämpfen und Todesfällen. In chronischen Fällen bemerkt man Durchfall, Wachstumsrückgang und Gewichtsverlust.
Beim Menschen sieht man Erbrechen, Durchfall (auch blutig), Tenesmen und Kollaps.

Pathologie: Die Sektion ergibt eine hämorrhagische Gastroenteritis.

Therapie: Nur symptomatisch möglich.

Fallbeschreibung: In Australien sind Rinder und Pferde durch ein kommerziell hergestelltes Futtermittel vergiftet worden, welches *Phaseolus vulgaris* enthielt. Die Tiere entwickelten Kolik, Hyperthermie, Exsikkose, Durchfall und einen Rückgang der Milchleistung.

Phorbol, Daphnan, Ingenan

Giftgruppe: Diterpenester.

Giftvorkommen: *Euphorbia*- und *Croton*-Arten.

In Kombination mit: Saponinen.

Giftmechanismus: Haut- und Schleimhautreizung, kokanzerogen.

Symptome: Tiere reagieren mit Speicheln, Erbrechen, Durchfall (auch blutig), Hypo- oder Hyperthermie, Zittern, Taumeln, Dyspnoe, Krämpfen und Lähmungen.
Beim Menschen sieht man Hautentzündungen mit Rötung, Schwellung nach zwei bis acht Stunden und Bläschenbildung innerhalb von zwölf Stunden, bei Ingestion schwere gastrointestinale Beschwerden.
Gelangt Milchsaft in die Augen, ist mit einer schweren Konjunktivitis bzw. Keratokonjunktivitis zu rechnen.

Therapie: Nur symptomatisch möglich.

Phorbolester

Giftgruppe: Diterpen.

Giftvorkommen: *Codiaeum variegatum pictum*, Kroton; *Euphorbia*-Arten.

In Kombination mit: Toxalbuminen, bei *Euphorbia*-Arten auch Saponinen.

Giftmechanismus: Haut- und Schleimhautreizung, Tumorpromotor.

Symptome: Bei Hund und Katze zeigen sich einige Stunden nach Aufnahme von Kroton-Teilen: Kolik, hämorrhagischer Durchfall, Erbrechen, Hyperthermie, Tachykardie, Muskelzittern, Tetanie, Mydriasis, Niedergeschlagenheit, Proteinurie und Zylindrurie. Weidetiere, die vor allem durch mit *Euphorbia*-Arten kontaminiertem Heu gefährdet sind, zeigen nach Ingestion Salivation, Erbrechen, Durchfall (auch blutig), Hypothermie, Zittern, Taumeln, Dyspnoe, Krämpfe und Lähmungen. Die Toxine gehen in die Milch über.

Beim Menschen können Brennen im Mund, lokale Irritationen, Erbrechen und Durchfall nach Ingestion auftreten. Eine allergische Kontaktdermatitis wurde nach häufigem Kontakt mit diesem Pflanzenmaterial beschrieben. Gelangt der Milchsaft in die Augen, ist mit einer starken Konjunktivitis und Keratitis zu rechnen.

Pathologie: Die Sektion ergibt eine Stomatitis und eine Gastroenteritis, die oft hämorrhagisch ist.

Therapie: Nur symptomatisch möglich.

Fallbeschreibung: Die Vergiftung einer Mülleramazone *(Amazona farinosa)* durch *Codiaeum variegatum* pictum verlief folgendermaßen: Der Vogel hatte ca. 0,6 g Blattmaterial aufgenommen, nach ca. acht Stunden würgte er Kropfinhalt hoch und nach 25 Stunden schied er dunkelrote bis schwarze Massen über die Kloake aus. Die Befunde in der Klinik waren Apathie, Dehydratation, hämorrhagische Diurese und vermutlich Melaena. Nach Therapie mit Ringer-Laktat-Lösung, Bariumsulfat (1:1 mit Wasser), künstlicher Ernährung über einige Tage und Gabe eines Multivitaminpräparates konnte das Tier sechs Tage nach der Einstellung als geheilt entlassen werden. Blutchemische Untersuchungen während des Klinikaufenthaltes ergaben eine Beeinträchtigung der Leber- und Nierenfunktion (erhöhte ALT-, AST-, Harnsäure- und Kreatinin-Werte).

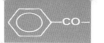
Bemerkung: Nicht zu verwechseln ist diese Pflanze mit dem stark giftigen, indischen *Croton tiglium,* dessen Samen das Croton-Öl liefern, welches früher als starkes Abführmittel verwendet wurde. Der Wirkstoff des Croton-Öls ist das Phorbol.

Bereits vier Samen dieses Baumes sollen für einen Menschen tödlich sein.

Primin

Giftgruppe: Benzochinonderivat (Alkylchinon).

Giftvorkommen: *Primula obconica*, Becherprimel.

In Kombination mit: Triterpen-Saponinen.

Giftmechanismus: Primin ist das zurzeit stärkste bekannte natürliche Kontaktallergen; es wirkt als Hapten. Auch alle anderen Primelarten enthalten Primin, allerdings meist in so geringer Konzentration, dass durch sie eine Sensibilisierung nicht stattfindet. Sensibilisierte Individuen können jedoch auf diese Arten allergisch reagieren.

Symptome: Typisch für diese Pflanzen sind bei Tier und Mensch allergische Reaktionen von Haut („Primeldermatitis"), Konjunktiven und der respiratorischen Schleimhaut. Symptome treten meistens beim Erstkontakt noch nicht auf (Sensibilisierung). Die Latenzzeit nach Pflanzenkontakt kann Stunden bis Tage dauern. Das Kauen von Pflanzenmaterial bewirkt bei einem sensibilisierten Individuum eine Schwellung der oro-pharyngealen Schleimhäute.

Therapie: Nur symptomatisch möglich.

Protoanemonin

Giftgruppe: Lacton.

Giftvorkommen: *Anemone-*, *Ranunculus-*, *Clematis-* und *Helleborus*-Arten.

Giftmechanismus: Protoanemonin entsteht im Körper aus Ranunculin. Das Toxin bewirkt eine Haut- und Schleimhautreizung, erst Erregung, dann Lähmung des ZNS und eine Nierenreizung.

Symptome: Bei Mensch und Tier: Nach Hautkontakt treten Rötung, brennende Schmerzen auf der Haut, Blasenbildung bis hin zu Nekrosen auf. Bei oraler Aufnahme von kleinen Mengen ist mit einer Entzündung der Mundschleimhaut und Zeichen einer leichten Gastroenteritis zu rechnen. Nach Aufnahme größerer Mengen sieht man Ödeme im Gesichtsbereich, Speicheln, Übelkeit, Erbrechen, blutige Durchfälle, Kolik, Sistieren der Wiederkautätigkeit, Schwindel, Ataxie, Krämpfe und Symptome einer Nephritis mit Hämaturie, Tod durch Kreislauf- und Atemlähmung (sehr selten).

Pathologie: Die Sektion zeigt schwere Gastroenteritis, Blutungen im Magen-Darm-Trakt, Lungenstauung, Pleuraekchymosen und Nephritis.

Therapie: Nur symptomatisch möglich.

Pterosine

Giftgruppe: Sesquiterpene.

Giftvorkommen: *Pteridium aquilinum*, Adlerfarn.

In Kombination mit: Thiaminasen, Polyphenole.

Giftmechanismus: Pferde und Schweine reagieren mit Thiaminmangel-Symptomen. Beim Rind sieht man Knochenmarkschädigung und chronische Hämaturie. Beim Schaf kommen Tumorbildung (Verdauungsorgane) und Retinaatrophie vor.

Symptome: Bei Pferd und Schwein sieht man Anzeichen des Thiaminmangels (Anorexie, Ataxie, Bewegungsstörungen, Entwicklungsstörungen). Bei Rindern treten Knochenmarkschädigung mit hämorrhagischer Diathese auf, wenn in kurzer Zeit eine große Menge aufgenommen wird: Fieber, Petechien der Schleimhäute, kutane Hämorrhagien („Blutschwitzen"), hämorrhagische Enteritis und blutiger Ausfluss aus den Körperöffnungen. Bei Jungtieren sieht man laryngeale Formen mit Ödemen im Kehl- und Rachenbereich. Die chronische Hämaturie (Haematuria vesicalis bovis chronica) hingegen entsteht, wenn über einen längeren Zeitraum kleinere Farnmengen gefressen werden. Die Hämaturie ist dabei immer mit einer ausgeprägten Proteinurie verbunden. Ausbildung von Sarkomen oder Karzinomen im Gastrointestinaltrakt oder der Harnblase sind möglich.

Schafe reagieren nicht ganz so sensibel, hier äußert sich die chronische Intoxikation in Tumorbildung (Fibrosarkome im Maulbereich, Papillome im Pansen, Plattenepithelkarzinome im oberen Verdauungstrakt, Adenokarzinome im Darm sowie Leberkarzinome) und Retinaatrophie *(bright blindness)*. Bei der akuten Krankheitsform sieht man hämorrhagische Symptome. In Gegenden (Japan, Costa Rica), wo Adlerfarn der menschlichen Ernährung dient, verzeichnet man ein erhöhtes Aufkommen an Tumorerkrankungen des Verdauungstraktes.

Pathologie: Bei Pferd und Schwein sieht man vor allem Herzmuskeldegenerationen. Bei Rindern (akute Form): Hämorrhagien mit Petechien und hämorrhagischen Ergüssen in den Körperhöhlen. Das Knochenmark ist fettig-gelatinös umgebaut und das hämatopoetische Gewebe hypoplastisch. Nekrosen und Degenerationen von Leber, Niere und Lymphfollikeln sind möglich. Chronische Form: Tumoröse Veränderungen an der Blasenschleimhaut (Häman-

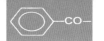
giome, Hämangiosarkome, epitheliale Tumore). Eine Tumorbildung im oberen Verdauungstrakt durch die Toxine wird diskutiert. Man geht davon aus, dass hierfür die Toxine zusammen mit Papillomaviren verantwortlich sind (kokarzinogene Wirkung). Das Toxin wird über die Milch ausgeschieden, sodass eine Vergiftung bei Kälbern möglich ist.

Therapie: Bei Pferden und Schweinen sind Thiamingaben sinnvoll, Rinder sind nur symptomatisch zu behandeln.

Fallbeschreibung: Aus der Veterinärpathologie der Universität Zürich ist der Fall eines Rindes bekannt, welches mit Indigestion, Absetzen von rotem Harn und einer hochgradigen Anämie symptomatisch wurde. Die pathologische Untersuchung ergab eine hochgradige Hämaturie mit Gefäßektasien in der Blasenschleimhaut und disseminierten Lebernekrosen. Ursächlich konnte Adlerfarn als Einstreu identifiziert werden.

2

Pyrrolizidinalkaloide

Giftgruppe: Alkaloide.

Giftvorkommen: *Senecio-, Crotalaria*-Arten; *Cynoglossum officinale*, Hundszunge.

Giftmechanismus: Hepatotoxisch, karzinogen, teratogen. Erst durch die Metabolisierung im Körper werden die Pyrrolizidinalkaloide toxisch. Es handelt sich dabei um antimitotisch wirkende Pyrrolderivate, die mit Pyrimidin- und Purinbasen der DNS bzw. RNS reagieren. Da die Alkaloide in der Leber metabolisiert werden, ist hier die Schädigung am größten.

Letaldosis: Rind: 3,6 % der KM an *Senecio jacobaea* (Jakobs-Kreuzkraut).
Pferd: 7 % der KM an *Senecio jacobaea*.
Schaf und Ziege: 1,25–4 kg/kg KM an *Senecio jacobaea*.
Huhn: 50 g *Senecio jacobaea*/kg KM.

Symptome: Die Pflanzen sind bei Weidetieren (vor allem Pferd und Rind) Ursache für die „Schweinsberger Krankheit". Es handelt sich meist um eine chronische Vergiftung, da die erste Aufnahme der Pflanze Wochen oder Monate zurückliegen kann (kumulativer Effekt). Bei Rindern gestaltet sich der Vergiftungsverlauf folgendermaßen: Zuerst Absonderung von der Herde, Unruhe, Im-Kreis-Gehen, Angriffslust, Tobsuchtsanfälle, später zunehmende Schwäche mit Niedergeschlagenheit und herabgesetzten Reflexen, schwankender Gang, schleppendes Vorführen der Hintergliedmaßen, vermindertes Sehvermögen und völlige Blindheit. Weiterhin Anorexie, Polydipsie, Rückgang der Milchleis-tung, anfänglich Obstipation, später Durchfall mit Tenesmen und Rektumprolaps sowie Ikterus. Akut erkrankte Tiere verenden innerhalb weniger Tage im Leberkoma; chronisch erkrankte Patienten können noch nach Wochen an Entkräftung sterben. Der protrahierte Verlauf ist gekennzeichnet durch Gewichtsverlust und Symptome der Photosensibilisierung.
Vergiftete Pferde fallen durch Inappetenz, Obstipation oder Durchfall (auch blutig) und typisches Gähnen auf. Mit Fortschreiten der Erkrankung kommen Fieber, Ikterus, Ataxie und Apathie hinzu. Manche Tiere erblinden oder pressen den Kopf gegen die Wand (hepatische Enzephalopathie). Schafe sind wesentlich weniger empfindlich. Sie zeigen Gewichtsverlust und Depression. Auch ein Fall einer Katze, die trotz intensiver Therapie 30 Stunden nach *Senecio*-Ingestion an einer Hepatitis verendete, ist bekannt.

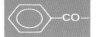
Pathologie: Die Sektion ergibt Leberfibrose, Gallengangshyperplasie, Gallenblasenwandödem und Megalozytose der Hepatozyten, Aszites, Nierendegeneration, Petechien in der Darmschleimhaut, Entzündung der Magenschleimhaut.

Therapie: Die Prognose ist erfahrungsgemäß sehr schlecht. Ein Therapieversuch bei chronischem Verlauf mit Antibiotika (zur Senkung des Ammoniakgehaltes im Darm), Gaben von Arginin und Glutaminsäure sowie eine eiweiß- und fettarme Ernährung sind möglich.

Fallbeschreibung: Aus Belgien ist die Vergiftung von fünf Pferden mit *Senecio jacobaea* bekannt. Die Tiere wurden auf einer Weide gehalten, welche mit dieser Pflanze überwuchert war. Sie entwickelten das Bild einer Hepatoenzephalopathie mit Ataxie, Schwäche, Speicheln, Schwitzen, Zittern und aggressivem Verhalten. Bei der pathologischen Untersuchung wurden eine fettige Degeneration der Leber sowie Leberfibrosen festgestellt.

2

Rhoeadin

Giftgruppe: Alkaloid.

Giftvorkommen: *Papaver rhoeas*, Klatschmohn.

Giftmechanismus: Zentrale Erregung, Magen-Darm-Reizung.

Symptome: Bei Rindern, Pferden und Kaninchen sieht man Erregung, Krämpfe, Obstipation oder blutigen Durchfall, Ataxie, Somnolenz, Koma und Tod durch Atemlähmung.
Beim Menschen werden Erbrechen und Bauchschmerzen beschrieben.

Pathologie: Starke Hyperämie von Gehirn und Meningen, Gastroenteritis.

Therapie: Nur symptomatisch möglich.

Fallbeschreibung: Ein Kaninchen, welches einen Monat lang mit Heu ernährt wurde, das Klatschmohn-Kapseln enthielt, verstarb, nachdem es Anzeichen von Entkräftung, Gewichtsverlust und Schläfrigkeit entwickelt hatte.

Ricin

Giftgruppe: Lectin.

Giftvorkommen: *Ricinus communis*, Wunderbaum.

Giftmechanismus: Ricin besitzt eine hohe Stabilität gegen Proteasen und kann daher peroral gut resorbiert werden. In den Zellen hemmt es die ribosomale Proteinsynthese durch Verhinderung der Elongation der Peptidketten. Als Folge hiervon treten eine schwere Gastroenteritis und Schädigung von Leber und Niere auf. Außerdem werden durch die Toxine die Erythrozyten agglutiniert und hämolysiert. Da es sich um ein hochmolekulares Protein handelt, werden Antikörper produziert, sodass sich eine Immunität ausbilden kann. Der molekulare Wirkungsmechanismus entspricht dem der Mistellectine, siehe Viscotoxine.

Dosis: Die Letaldosis bei Hund und Katze beträgt 1–2 g/kg KM Rizinussamen bzw. 0,03–0,04 mg/kg KM Ricin.
Bei den unterschiedlichen Tierarten werden folgende toxische Dosen an Rizinussamen *per os* angegeben:
Pferd: 0,1 g/kg KM.
Rind: 2 g/kg KM, Kalb: 0,5 g/kg KM.
Schaf: 1,25 g/kg KM.
Ziege: 5,5 g/kg KM.
Schwein: 1,4 g/kg KM.
Kaninchen: 1 g/kg KM.
Huhn: 1,4 g/kg KM.
Die orale letale Dosis für einen erwachsenen Menschen wird mit 1 mg/kg KM angegeben, was ungefähr der Menge von acht Rizinussamen entspricht.

Symptome: Die Latenzzeit beträgt in der Regel zwei bis 24 Stunden; sie kann aber auch drei Tage dauern. Bei Mensch und Tier treten dann auf: Schwindel, Speicheln, Übelkeit, Erbrechen (auch blutig), Darmspasmen, schwerer blutiger Durchfall, Schläfrigkeit, anfangs Hyperthermie, Schwitzen (besonders beim Pferd), Zyanose, Krämpfe, Ataxien, Kreislaufkollaps, Tachykardie, Hämolyse, Nephritis mit Anurie und Aborte. Der Tod tritt bei Mensch und Tier meist nach 48–72 Stunden ein.

Pathologie: Bei der Sektion werden schwere hämorrhagische Gastroenteritis, Nekrosen von Leber, Niere, Milz und lymphatischem Gewebe, freies Blut in der Bauchhöhle und Hämolyse gesehen.

Therapie: Ideal wäre der Einsatz eines Antiserums, das aber meist nicht zur Verfügung steht. Es kann daher nur symptomatisch behandelt werden, wobei zu beachten ist, dass eine Dialyse zur Giftentfernung keinen Erfolg bringt. Aktivkohle ist kontraindiziert, wenn schon eine hämorrhagische Gastroenteritis besteht. Bei Hunden wurden gute Resultate mit 1%igem Atropin erzielt.

Fallbeschreibung: Fünf Vergiftungen bei Hunden durch unzureichend erhitzten rizinhaltigen Naturdünger zeigten folgenden Verlauf: Das Düngemittel enthielt 25 % Rizinusschrot. Es wird vermutet, dass dieser Dünger wegen seines Hornanteils für Hunde sehr schmackhaft erscheint. Drei bis vier Stunden nach Toxinaufnahme entwickelten die Hunde Erbrechen, starken Durst, nach sechs Stunden blutiges Erbrechen und blutigen Durchfall. Der Tod trat nach ca. 20 Stunden ein. Einige Tiere zeigten auch Fieber und Zyanose. Eine Behandlung erfolgte mit Antibiotika, Elektrolytinfusion mit 8%iger $NaHCO_3$-Lösung zur Alkalisierung des Harns und hochmolekularer Zuckerlösung, des Weiteren Gabe von Vitamin-B-Komplex. Besserung wurde aber erst nach Gabe von Atropin erzielt (siehe auch Therapie).

Die Sektion erbrachte urämische Ausscheidungsgastritis, hämorrhagische Enteritis, Hyperämie von Lunge, Leber und Nieren, mäßige Herzdilatation, diffuse Verfettung von Leberzellen und staubige Verfettung der Nieren an den Glomerulusschlingen und der Bowman´schen Kapsel.

Tausende von Enten fanden in Texas den Tod durch Rizinussamen. Die Tiere zeigten botulismusähnliche Symptome und außerdem schleimige blutige Exkrete. An pathologischen Organveränderungen waren fettige Leberdegeneration, eine katarrhalische Enteritis und Hämorrhagien festzustellen.

Robin

Giftgruppe: Lectin.

Giftvorkommen: *Robinia pseudoacacia*, Robinie.

In Kombination mit: Robinin (Glykosid), Phasin.

Giftmechanismus: Hämagglutinierende und mitogene Eigenschaften, Schleimhautreizung.

Letaldosis: Pferd: 150 g Rinde/Tier.

Symptome: Bei Pferden sieht man ca. drei bis fünf Stunden nach Toxinaufnahme Erregungszustände und Krämpfe, spastische Kolik mit Obstipation oder Durchfall, später kommen Apathie, Hyperthermie, Tachykardie, Mydriasis, Speicheln, Polyurie, Schwanken, Schwäche und krampfhafte Zuckungen sowie Lähmungserscheinungen hinzu. Das Auftreten einer toxischen Hufrehe ist möglich. Häufig endet die Vergiftung beim Pferd tödlich. Rinder gelten als zehnmal unempfindlicher als Pferde. Bei dieser Tierart sieht man Anorexie, Dyspnoe, reduzierte Motorik des Darmes, kalte Gliedmaßen und Mydriasis.

Beim Menschen stellen sich innerhalb einer Stunde Blässe, Bauchschmerzen, Erbrechen, Müdigkeit, Mydriasis, Schwindel, Hyperthermie und Zuckungen ein. Todesfälle beim Menschen sind selten.

Pathologie: Die Sektion erbringt eine hämorrhagische Entzündung des Magen-Darm-Traktes, Stomatitis sowie Leber- und Nierendegenerationen.

Therapie: Nur symptomatisch möglich.

Fallbeschreibung: Achtzehn Ponys zeigten nach versehentlicher Verfütterung von Akazienholz (Verwechslung mit Weidenholz) folgende Symptome: Krämpfe, starke Schmerzen, Mydriasis, Zuckungen und Dyspnoe. Für einige Tiere endete diese Vergiftung tödlich.

Rutin

Giftgruppe: Flavonoid.

Giftvorkommen: *Ilex aquifolium*, Stechpalme; viele andere Pflanzen der Familien Polygonaceae, Solanaceae, Oleaceae, Rutaceae.

In Kombination mit: Saponinen, Ilicin (Toxalbumin), Theobromin, Amyrinen.

Giftmechanismus: Schleimhautreizung, Emetikum.

Letaldosis: Hund: Ca. 20 Beeren.

Symptome: Bei Mensch und Tier ist mit Übelkeit, Erbrechen, Durchfall, Fieber und Benommenheit zu rechnen.

Therapie: Nur symptomatisch möglich.

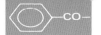

Sambunigrin

Giftgruppe: Zyanogenes Glykosid.

Giftvorkommen: *Sambucus nigra*, Schwarzer Holunder.

In Kombination mit: Saponinen.

Giftmechanismus: Siehe Amygdalin.

Symptome: Bei Tieren sieht man Erbrechen, Durchfall, nach Aufnahme großer Mengen Dyspnoe, Tachykardie, Zittern, Ataxie, Krämpfe und Hinterhandlähmungen. Eine Vergiftung mit tödlichem Ausgang nach Aufnahme einer größeren Menge Holunderblätter ist bei einem Kongo-Papagei bekannt.
Beim Menschen treten nach Genuss auch schon von geringen Mengen an rohen Beeren Bauchschmerzen, Durchfall und Erbrechen auf.

Therapie: Nur symptomatisch möglich (siehe Amygdalin).

Senföle (Sinigrin, Sinapin)

Giftgruppe: Schwefelverbindungen, entstehen durch Spaltung mit dem Enzym Myrosinase aus organischen Thioisozyanaten.

Giftvorkommen: *Brassica nigra*, Schwarzer Senf; *Brassica oleracea*, Gemüsekohl-Sorten; *Sinapis alba*, Weißer Senf; *Sinapis arvensis*, Ackersenf; *Brassica napus*, Raps.

In Kombination mit: S-Methylcysteinsulfoxid (wird im Pansen zu Dimethylsulfoxid), Progoitrin bei Kohl-Sorten.

Giftmechanismus: Starke Reizung von Haut und Schleimhaut, nephro- und hepatotoxisch. Strumogene Wirkung durch Progoitrin.
Dimethylsulfoxid verursacht Hämolyse („Kohlanämie"), siehe auch Propyldisulfide.
Silierung und Trocknung inaktivieren diesen Anämiefaktor.

Dosis: Bei Allylsenföl treten Vergiftungserscheinungen bei 2–3 g/kg KM auf, die Letaldosis beträgt 5–20 mg/kg KM. Letaldosis Rind 3 g Allylsenföl, das entspricht einer Menge von 300–400 g Senfschrot.
Bei Fütterung von mindestens 15–20 kg frischem Kohl pro Tag über vier Wochen ist beim Rind mit Vergiftungserscheinungen zu rechnen.

Symptome: Die Vergiftung bei Tieren zeigt sich in drei Formen:
Gastrointestinale Form: Anorexie, fehlendes Wiederkauen, Polydipsie, Entzündungen der Maulschleimhaut, Speicheln, Milchrückgang, Schwitzen, gestörte Vormagenmotorik, Tympanie, erst Obstipation, dann Durchfall (auch blutig mit Rektumprolaps). Später Ikterus, Kreislaufprobleme und Festliegen, Tod innerhalb von ein bis drei Tagen.
Respiratorische Form: Atemnot durch Lungenödem.
Nervöse Form: Blindheit, zielloses Umherwandern, Erregung, Aggressivität.

Durch Dimethylsulfoxid werden Anämie, Hämoglobinurie und Leberschädigung mit Photosensibilisierung verursacht. Bei Hühnern zeigen sich Rückgang der Legeleistung, Veränderung des Eigeschmacks, das Beinschwächesyndrom und das hämorrhagische Lebersyndrom. Trächtige Schafe reagieren auf Kohlfütterung mit Totgeburten oder mit Kropfbildung bei neugeborenen Lämmern. Bei Schweinen zeigt sich eine Wachstumsdepression.

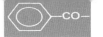

Menschen reagieren auf übermäßige Senfapplikation mit Wärmegefühl und Brennen der Haut, Rötungen, Blasenbildung und Hautentzündungen bis hin zu Nekrosen. Bei oraler Vergiftung treten Magenschmerzen, Übelkeit, Erbrechen und Durchfall auf. Bei hoher Dosis sind sogar Lähmung des ZNS, Koma und Todesfälle möglich. Eine Kropfbildung stellt sich nur bei übermäßiger Kohlernährung ein.

Pathologie: Gastroenteritis, Leber- und Nierenschäden, Vergrößerung von Leber und Milz.

Therapie: Nur symptomatisch möglich. Die Erblindung kann sich nach vier bis acht Wochen zurückbilden.

Maximal 15 kg Kohl/Tag/Rind sollten verfüttert werden; es empfiehlt sich eine phosphorhaltige Beifütterung.

Solanin

Giftgruppe: Alkaloid.

Giftvorkommen: *Solanum tuberosum*, Kartoffel; *Solanum lycopersicum*, Tomate (Wildform); *Solanum dulcamara*, Bittersüßer Nachtschatten; *Solanum nigrum*, Schwarzer Nachtschatten.

Giftmechanismus: Wirkt z. T. wie Saponin (Schleimhautreizung), zentrale Erregung, später Lähmung (eine Hemmung der Cholinesterase wird angenommen), Zunahme des Uterustonus, nephrotoxisch.

Letaldosis: Geflügel: Zehn bis 20 Beeren von *Solanum nigrum*.

Symptome: In der Veterinärmedizin unterscheidet man drei Symptomkomplexe:
Nervöse Form (Benommenheit, Lähmungen, Mydriasis), **gastrointestinale Form** (Erbrechen, Durchfall, Kolik) und **exanthemische Form** (Ekzeme, Stomatitis, Konjunktivitis). Die Ekzeme treten meist nach Verfütterung von Kartoffelpülpe oder -schlempe auf („Schlempenmauke"). Bei Rindern wird auch die Ödembildung an Hals und Brust beschrieben. Kälber mit missgebildeten Vordergliedmaßen durch teratogenen Effekt von Solasodin und Soladulcidin sind bekannt.

In der Humanmedizin wird nach einer Latenzzeit von vier bis 19 Stunden beobachtet: Kratzen im Hals, Erbrechen, Durchfall, Atembeschwerden, Tachykardie und Symptome einer Nierenreizung. Hinzu kommen zentrale Symptome wie Angstzustände, Krämpfe und Lähmungen, Sehstörungen, Hypo- oder Hyperthermie und Tod durch zentrale Atemlähmung (selten).

Pathologie: Man sieht Zeichen der toxischen Nephrose, katarrhalische oder hämorrhagische Gastroenteritis.

Therapie: Nur symptomatisch möglich.

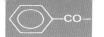
Solanocapsin

Giftgruppe: Alkaloid.

Giftvorkommen: *Solanum pseudocapsicum*, Korallenbäumchen.

Giftmechanismus: Das Toxin verursacht neben einer Reizung der Magen-Darm-Schleimhaut und einer Wirkung auf das ZNS eine Verlangsamung der Reizbildung am Herzen.

Symptome: Bei Hund, Katze und Mensch treten am häufigsten folgende Symptome auf: Speicheln, Erbrechen, Durchfall, Hypothermie und Bauchschmerzen. Selten bemerkt man Störungen der Herzfunktion wie Bradykardie, AV-Block und supraventrikuläre Extrasystolen sowie zentralnervöse Störungen (Krämpfe, Ataxie, Erschöpfung, Hypothermie und Mydriasis). Gleiches gilt auch für Nierenfunktionsstörungen.

Pathologie: Bei der Sektion sieht man eine Gastroenteritis und Stomatitis.

Therapie: Nur symptomatisch möglich.

Fallbeschreibung: Ein Hund reagierte nach Ingestion von Früchten eines Korallenbäumchens mit Tachypnoe, Speicheln, Hypothermie und klonischen Krämpfen. Das Tier verstarb wenige Stunden nach Toxinaufnahme. Ein zweiter Hund überlebte die Vergiftung und erholte sich innerhalb von vier Tagen. Er zeigte Anorexie, Ataxie und zeitweise Bewusstseinsverlust.

Steroidsaponine

Giftgruppe: Saponin.

Giftvorkommen: *Sansevieria trifasciata*, Bogenhanf; *Yucca* spp., Yucca; *Dracena deremensis*, Drachenbaum; und in vielen anderen.

Giftmechanismus: Saponine führen auf Schleimhäuten zu Reizerscheinungen. Gelangen sie in die Blutbahn, können sie eine Hämolyse bewirken. Schwere Vergiftungen sind beim Menschen selten, da diese Saponine peroral schlecht resorbiert werden.

Symptome: Bei Mensch und Tier sieht man Salivation, Erbrechen, Durchfall und Ataxie. Auch Lähmungserscheinungen bei einem Meerschweinchen und einer Ziege nach Yucca-Ingestion wurden festgestellt.

Pathologie: Bei der Sektion sieht man Stomatitis und Gastroenteritis.

Therapie: Nur symptomatisch möglich.

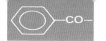
Taxin

Giftgruppe: Pseudoalkaloid.

Giftvorkommen: *Taxus* spp., Eiben.

In Kombination mit: Taxol A, Biflavonoiden, ätherischen Ölen, Ephedrin, zyanogenen Glykosiden.

Giftmechanismus: Taxine hemmen am Herzen den Natrium- und Kalziumeinstrom und führen somit zu gravierenden Erregungsleitungsstörungen. Taxol A wirkt zytotoxisch, indem es die Mikrotubuli verändert und damit die Zellteilung blockiert. Für die Magen-Darm-Reizung werden die ätherischen Öle verantwortlich gemacht und für die ZNS-Störungen die Biflavonoide.

Letaldosis:
Mensch: 0,5–1 g Nadeln/kg KM.
Pferd: 0,2–2 g Nadeln/kg KM.
Schwein: 3 g Nadeln/kg KM.
Kaninchen: 20 g Nadeln/kg KM.
Wiederkäuer: 10 g Nadeln/kg KM.
Hund und Huhn: 30 g Nadeln.

Symptome: Der Krankheitsverlauf beim Tier ist meist perakut bis akut. Plötzliche Todesfälle ohne vorhergehende Krankheitszeichen sind vor allem beim Pferd typisch. Besonders bei Wiederkäuern kann der Krankheitsbeginn auch prolongiert sein (plötzliche Todesfälle vier Tage nach Taxusaufnahme), was vor allem vom Füllungszustand des Pansens abhängt.
Bei Rindern sieht man Unruhe, Brüllen, Zittern, Mydriasis, Krämpfe, Taumeln, Ataxie, Niederstürzen, Erbrechen, Durchfall, Meteorismus, Hämaturie, Bradykardie, Zyanose, Dyspnoe und Kollaps. Tragende Tiere können abortieren. Heilung wird selten erzielt, ist aber möglich. Als Spätschäden können Leber- und Nierenversagen auftreten. Bei Schafen ist das Auftreten von Ödemen im Kopf- und Halsbereich dokumentiert. Pferde reagieren beim akuten Verlauf mit Erregung und einer Erhöhung der Körpertemperatur, Lähmungserscheinungen an Unterlippe und Schweif, Dyspnoe, Kolik, Durchfall, Hämaturie, später ataktischem Gang, Muskelzittern und Stöhnen. Final treten Kreislaufversagen und Atemlähmung auf. Tödliche Vergiftungen sind auch bei Elchen, Landschildkröten und Affen bekannt.

Menschen reagieren ca. nach einer Stunde mit Schwindel, Übelkeit, Kolik, Erbrechen, Durchfall, Bewusstlosigkeit, Mydriasis, Tachykardie und später Bradykardie. Der Tod tritt durch Atemlähmung und Herzstillstand ein. Vergiftungen bei Kindern sind relativ selten, da meist die rote Scheinbeere mit dem Samen aufgenommen wird. Der harte Samen wird dabei in der Regel unverletzt ausgeschieden, sodass keine Toxine resorbiert werden können. Es sind allerdings auch Todesfälle durch Verzehr abgekochter Eibennadeln beschrieben worden, welche zu abortiven oder suizidalen Zwecken eingenommen worden sind.

Pathologie: Bei perakuten Todesfällen können die pathologischen Erscheinungen ganz fehlen oder nur gering ausgeprägt sein. Nach längerem Krankheitsverlauf kann man beobachten: Gastroenteritis mit Hämorrhagien im Magen-Darm-Trakt und der Milz, eine Nephritis, Gehirnhyperämie, Gehirnödem, Blutstauung in Lunge und Milz, Lungenödem, Herzdegeneration mit Petechien und eine stark gefüllte Harnblase (Lähmung). Es wird auch von irreversiblen Strukturveränderungen im ZNS berichtet.

Therapie: Da der Verlauf meist perakut ist, kommt eine Behandlung in der Regel zu spät. Es ist kein spezifisches Antidot bekannt. Beim Menschen hat man Lidocain gegen die Herzrhythmusstörungen erfolgreich eingesetzt. Eine Magenentleerung macht auch nach längerer Zeit noch Sinn, da die Nadeln schwer verdaulich sind und nur langsam weitertransportiert werden. Rumenotomie mit anschließender Lavage wird allerdings nur bei wertvollen Rindern empfohlen. Bei Pferden Versuch mit Herzstimulantien, Analeptika (z. B. Lobelin) und Aktivkohle-Gaben.

Fallbeschreibung: Zwei Vergiftungsfälle bei Schafen verliefen folgendermaßen: Im ersten Fall starben einige Tiere plötzlich innerhalb weniger Stunden. Es wurden nur geringe pathologische Veränderungen im Magen-Darm-Kanal und subepikardiale Blutungen gesehen. Beweisend war das Vorhandensein von zahlreichen Eibennadeln im Pansen.
Im zweiten Fall verendeten acht von 15 Schafen innerhalb von vier Stunden unter krampfartigen Erscheinungen. Vorher zeigten sich bei ihnen Unruhe, Speicheln, Ataxie, Standunsicherheit, Kollaps, Opisthotonus, Ruderbewegung der Gliedmaßen, Muskelzuckungen, Tympanie, Dyspnoe, Tenesmus und Stöhnen. In beiden Fällen waren eibenhaltige Gartenabfälle die Ursache.

Eine Vergiftung eines viereinhalb Monate alten Australischen Terriers mit *Taxus cuspidata* zeigte folgenden Verlauf: Der Welpe hatte gleich zweimal im Abstand von 13 Tagen Eibenmaterial aufgenommen.

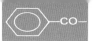
Beim erstenmal lag das Tier, war desorientiert und hatte weite, nicht reagierende Pupillen. Weiterhin wurden Hyperthermie, Tachykardie, Dyspnoe, Petechien und Ekchymosen in der Leistenregion festgestellt. Die Behandlung mit Ringer-Laktat-Lösung, Dextrose (2,5 %), Ampicillin und Gentamycinsulfat wurde eingeleitet. Zur Senkung der Temperatur wurden Einläufe mit kaltem Wasser und Eisapplikation auf die Haut veranlasst. Der Welpe gesundete ohne Komplikationen.

Dreizehn Tage später erfolgte die zweite Vorstellung wegen fast gleicher Symptome, die mit Einleitung von Erbrechen und Pentobarbital behandelt wurden. Außerdem zeigten sich jetzt auch Anfälle, die weder auf Diazepam noch auf Pentobarbital ansprachen. Erst nach höheren Pentobarbitaldosen hörten die Anfälle auf und der Welpe erholte sich vollständig. Die Anamnese ergab, dass im Garten des Besitzers *Taxus cuspidata* vorhanden war. Diese Pflanze zeigte auch Kauspuren.

Theobromin

Giftgruppe: Alkaloid.

Giftvorkommen: *Theobroma cacao*, Kakaobaum.

In Kombination mit: Koffein.

Giftmechanismus: Theobromin gehört wie Koffein und Theophyllin zu den Methylxanthinen. Methylxanthine hemmen die Phosphodiesterase, was zu einer Erhöhung des cAMP führt. Hieraus resultiert eine Stimulation der Herzfunktion (positiv ino-, dromo- und chronotrop), eine Relaxation der glatten Gefäß- und Bronchialmuskulatur, eine Steigerung der Kontraktilität der Skelettmuskulatur, eine Erhöhung der Nierendurchblutung und somit eine gesteigerte Diurese.

Dosis: Die Letaldosis für reines Theobromin bei Hunden wird mit 100 mg/kg KM angegeben. Die LD_{50} für Theobromin bei Katzen beträgt 200 mg/kg KM. Haushaltskakao enthält zwischen 1,5 und 2 % Theobromin und Kakaomehl 1–3 %. Es sind allerdings bei Hunden auch Vergiftungen mit Produkten beschrieben worden, die weniger als 0,2 % Theobromin enthielten. Da die Plasmahalbwertszeit für Theobromin beim Hund 17 Stunden beträgt, ist ein kumulativer Effekt anzunehmen. Das Toxin geht in die Plazenta und die Milch über.

Symptome: Nach einer Latenzzeit von ca. vier bis zwölf Stunden können bei Tieren Erbrechen, Durchfall, Polydipsie, Erregung, Polyurie, Ataxie, choreaartiges Zittern, Krämpfe der Skelettmuskulatur, Tachykardie, Arrhythmien, Zyanose, Hypertonie, Hyperthermie, Koma und plötzlicher Tod durch Herzversagen auftreten. In den folgenden Tagen kann sich aufgrund des hohen Fettgehaltes der Schokolade eine Pankreatitis entwickeln.

Pathologie: Es werden in der Regel die Zeichen eines akuten Herzversagens und eine Gastroenteritis beschrieben.

Therapie: Es kann nur symptomatisch behandelt werden. Magenspülung (bis zu vier Stunden nach Ingestion), Aktivkohle-Gabe (mehrfach wiederholen wegen des enterohepatischen Kreislaufs). Bei Krämpfen Diazepam oder Barbiturate, Metoprolol als Beta-Blocker, Atropin bei Bradykardie. Infusionstherapie und Blasenkatheter zur schnelleren Diurese. Kortison ist kontraindiziert.

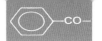
Fallbeschreibung: Die Vergiftung eines acht Monate alten Airedale Terriers mit einigen Riegeln Back-Schokolade lief folgendermaßen ab: Aufgrund des Mageninhaltes wurde geschätzt, dass das Tier innerhalb der letzten sechs Stunden ca. 230 g Schokolade aufgenommen hatte. Das Tier zeigte Erbrechen, Koma, klonische Muskelkrämpfe und zyanotische Schleimhäute. Nach kurzer Zeit trat der Tod ein.

Bei der Obduktion wurde im Magen die geschmolzene Schokolade gefunden. Die Schleimhaut von Magen und Duodenum war hyperämisch und ödematös.

Zwei Dackel hatten sich mit Schokoladenflocken (200 g) und -streuseln (400 g) vergiftet. Ein Tier erbrach ca. vier Stunden nach Schokoladenaufnahme. Im weiteren Verlauf wurden beide Hunde ängstlich, fielen mit Lähmung der Hinterhand zu Boden und verstarben plötzlich.

Die Sektion erbrachte freies Blut in der Bauchhöhle, stark blutgefüllte Leber und Nieren, blutige Galle in der Gallenblase, Enteritis des Dünndarmes, Hydrothorax, Lungenödem und -emphysem und ein Ödem der linken AV-Klappe. Der Theobromin-Gehalt der Schokoladenstreusel betrug 0,88 %. Es wird angenommen, dass die Tiere ca. 2,7 g Theobromin aufgenommen hatten.

Ein drei Jahre alter weiblicher Springer-Spaniel hatte ein 250-g-Paket gewöhnlichen Haushaltskakao zu sich genommen. Ca. zwölf Stunden nach Toxinaufnahme kollabierte der Hund plötzlich und verstarb.

Die Sektion erbrachte eine diffuse Lungenstauung mit Ödem, Hämorrhagien des Thymus, eine Stauung von Leber, Niere und Pankreas, des Weiteren Pyknose in den Nierentubuliepithelien. Die aufgenommene Dosis bei dem 18 kg schweren Hund betrug ca. 208 mg Theobromin/kg KM.

Thujon

Giftgruppe: Monoterpen.

Giftvorkommen: Unter anderem *Thuja* spp., Thuja-Arten; *Chrysanthemum vulgare*, Rainfarn.

Giftmechanismus: Lokale Reizwirkung an Haut und Schleimhäuten, Nierenreizung, später zentrale Erregung und psychomimetische Wirkung, Auslösung von Uterusspasmen im letzten Trimenon.

Symptome: Tiere reagieren mit Gastroenteritis, zentralnervösen Krämpfen und Zeichen der Leber- und Nierenschädigung. Man sieht Speicheln, Kolik, Blähungen, blutigen Durchfall, Dyspnoe, Nystagmus, Miosis, Erblindung und Lähmungen. Geruch und Geschmack der Milch sind deutlich verändert.
Beim Menschen sieht man Ekzeme durch Hautreizung. Bei systemischer Schädigung Beginn mit zentraler Erregung und klonischen Krämpfen, später Lähmungserscheinungen. Nierenschäden sind auch bei kleineren Dosen möglich. Des Weiteren treten Übelkeit, Blutungen, Durchfall, Ödeme in den Beinen und Leberschädigung auf.

Pathologie: Bei Tieren fallen eine Gastroenteritis sowie eine Entzündung des Urogenitalbereiches auf.

Therapie: Nur symptomatisch möglich.

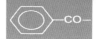

Tuliposide

Giftgruppe: Glykoside.

Giftvorkommen: *Tulipa gesneriana*, Gartentulpe; *Alstromeria*-Arten; *Lilium*-Arten.

In Kombination mit: Tulipalin A, Tulipin, Kalziumoxalat.

Giftmechanismus: Tulipalin A ist ein Allergen, Tulipin wirkt schleimhautreizend und aconitin-ähnlich.

Symptome: Menschen und Tiere reagieren mit Salivation, Erbrechen, Durchfall, Bauchschmerz, Bradykardie und Somnolenz. Bei Rindern sind Todesfälle bekannt. So starben 14 von 50 Galloway-Rindern nach Verfütterung von Tulpenzwiebeln mit Blatt. Bei Menschen kommt die Tulpenzwiebel-Dermatitis häufig vor.

Pathologie: Die Sektion ergibt eine Stomatitis und Gastroenteritis.

Therapie: Nur symptomatisch möglich.

Urushiol

Giftgruppe: Brenzkatechinderivat.

Giftvorkommen: *Toxicodendron quercifolium*, Giftsumach.

Giftmechanismus: Schleimhautreizung, starkes Kontaktallergen.

Symptome: Bei Ingestion Reizerscheinungen im Mund-Rachenraum, heftige Gastroenteritis, Schwindel, Benommenheit, Erregung und Zeichen einer Nephritis. Gerät Milchsaft in die Augen, sind schwere Hornhautschäden die Folge. Entwicklung einer massiven Dermatitis erst nach zweitem Hautkontakt. Die Hautreaktion kann wochen- oder monatelang anhalten. Die Sensibilisierung ist eine Besonderheit der Vergiftung. Individuen, die schon eine Vergiftung innerhalb der letzten fünf Jahre hatten, reagieren sehr viel rascher und stärker als solche, bei denen der Erstkontakt länger zurückliegt.

Therapie: Nur symptomatisch möglich.

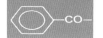

Viscotoxine

Giftgruppe: Polypeptid.

Giftvorkommen: *Viscum album*, Mistel.

In Kombination mit: Mistellectinen.
Die Mistellectine I–III sind Glykoproteine, die im Aufbau den Giften Abrin und Ricin sehr ähneln. Sie unterscheiden sich aber von diesen dadurch, dass sie sehr schlecht bei oraler Aufnahme resorbiert oder sehr schnell von Proteinasen zerstört werden, was ihre geringere orale Giftwirkung erklärt.
Amine wie z. B. Acetylcholin, β-Phenylamin, Tyramin und Histamin sind auch vorhanden.

Giftmechanismus: Die Viscotoxine sind Polypeptide, die kardiotoxisch und zytotoxisch wirken. Ihre Wirkung soll jedoch nur bei parenteraler Anwendung auftreten, da sie oral schlecht resorbiert werden. Außerdem sind sie stark hautreizend; es wird Quaddelbildung bis hin zu Nekrosen beobachtet.

Symptome: Bei Tieren bewirkt eine geringe Dosis Erbrechen, Durchfall (eventuell blutig), Tenesmus, starken Durst, Bauchschmerzen, Störungen der Atmung und ein Pharynxödem. Eine hohe Dosis bewirkt Hypotension, Herzrhythmusstörungen, Halluzinationen, Krämpfe, Mydriasis, Ataxie, Paralysen, Verlust oder Erhöhung der Sensibilität, Koma und Herzstillstand. Ein kardiovaskulärer Schock bei Katzen ist möglich.
Erst bei Ingestion von größeren Mengen Mistelbeeren ist beim Menschen mit Erbrechen, Bradykardie und Hypotension zu rechnen.

Therapie: Nur symptomatisch möglich.

Fallbeschreibung: Die Vergiftung einer sechs Monate alten Griffon-Hündin, die Mistelzweige mit Beeren gekaut hatte, verlief folgendermaßen: Zuerst zeigte der Hund Inkoordination und dann später in Seitenlage Paralysen, opisthotonische Muskelkontraktionen, Mydriasis, Speicheln, Polyurie, Hypersensibilität und eine leichte Dyspnoe. Das Tier starb 48 Stunden nach Giftaufnahme. Die Obduktion erbrachte eine Hyperämie von Magen, Darm, Leber und Gehirn, Ödeme der perirenalen Region, der Lymphknoten, der Lunge und der Hirnhäute. Die Leber zeigte mikroskopisch eine fettige Umwandlung.
Vier Bullen verstarben innerhalb von 48 Stunden, nachdem durch einen heftigen Sturm Pflanzenteile von Misteln auf eine Weide geweht worden waren. Als einziges Symptom wurde Durchfall festgestellt.

Vitamin D₃ (1,25-Dihydroxycalciferol)

Giftgruppe: Aktive Form des Vitamin D₃.

Giftvorkommen: *Trisetum flavescens*, Goldhafer.

Giftmechanismus: Vitamin-D₃-Hypervitaminose. Durch übermäßige Vitamin-D₃-Aufnahme wird aus dem Dünndarm vermehrt Kalzium resorbiert. Dieses führt zu Kalkablagerungen in Organen und Geweben.

Symptome: Die Erkrankung beginnt meist im Spätsommer und äußert sich mit Gewichtsverlust, Stehunfähigkeit, Ataxie, Rückgang der Milchleistung, Kyphose, Palpationsschmerz an verschiedenen Sehnen und Bändern sowie der Rippen, Krämpfen, Zeichen der Niereninsuffizienz, Störungen der Herzfunktion und Tod. Erhöhte Blutkalzium-Werte sind messbar.

Pathologie: Bei Weidetieren, vor allem Rind und seltener auch Pferd, führt die Aufnahme dieser Pflanze zur Kalzinose. Darunter versteht man Ablagerungen von Kalziumphosphat in inneren Organen, wie Herz, Nieren, Leber und Lunge. Auch Verkalkungen von Sehnen und Bändern sind möglich. Weiterhin beobachtet man Osteonekrosen und Atrophie der Nebenschilddrüsen.

Therapie: Nur symptomatisch möglich.

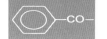
Weintraubentoxin

Giftgruppe: Unbekannt.

Giftvorkommen: Weintrauben und Rosinen.

Giftmechanismus: Unbekannt.

Dosis: 10–30 g Weintrauben/kg KM, weniger als 2,8 mg/kg KM an Rosinen.

Symptome: Vergiftungen sind nur bei Hunden bekannt. Scheinbar ist die Empfindlichkeit gegenüber dem „Weintraubentoxin" individuell sehr unterschiedlich, da nicht jeder Hund erkrankt. Einige Stunden nach Ingestion (sechs bis 24 Stunden) Beginn der Symptomatik mit Erbrechen. Hierauf folgen Anorexie, Apathie, Kolik und Durchfall. Diese Symptome können mehrere Tage anhalten. Schließlich zeigen sich Hinweise auf eine beginnende Niereninsuffizienz mit Anurie und Anstieg von Kalzium, Harnstoff, Kreatinin und Phosphor im Blut. Unbehandelt sterben die Hunde an Nierenversagen. Die Letalität liegt bei ca. 50 %.

Pathologie: Akut werden renale Tubulonekrosen, bei prolongiertem Verlauf auch Mineralisationen im Gewebe gesehen.

Therapie: Intensive Infusionstherapie, eventuell mit Peritonealdialyse bis zur Besserung der Nierenfunktion.

Fallbeschreibung: Ein Labradorretriever wurde nach Ingestion von über 300 g Rosinen mit Erbrechen und Lethargie vorstellig. Die Blutuntersuchung erbrachte den Verdacht eines akuten Nierenversagens. Unter symptomatischer Therapie mit Hämodialyse konnte der Hund nach 16 Tagen ohne bleibende Schäden entlassen werden.

Ein Hund hatte während einer Wanderung in den Weinbergen ca. 400 g Weintrauben und eine Handvoll Trester aufgenommen. Nach ca. sieben Stunden setzten Durchfall und Erbrechen mit einer massiven Verschlechterung des Allgemeinbefindens ein. Die Blutuntersuchung erbrachte den Verdacht auf ein akutes Nierenversagen. Zwei weitere Hunde, die ebenfalls Weintrauben und Trester gefressen hatten, zeigte keine Symptomatik.

Willardiin

Giftgruppe: Aminosäure.

Giftvorkommen: *Fagus silvatica*, Rotbuche.

In Kombination mit: Oxalat, Saponine, Thiaminase.

Giftmechanismus: Unbekannt.

Letaldosis: Beim Pferd 0,3–1 kg Bucheckern.

Symptome: Infolge Verfütterung von Bucheckernpresskuchen verenden Kälber nach Lähmung der hinteren Extremitäten und starken Krämpfen. Beim Pferd sieht man Anorexie, Ataxie, Hinterhandparese, Kolik, Schwitzen, Mydriasis und Muskelzittern. Tod durch Atemlähmung innerhalb von zwölf Stunden möglich. Schweine gelten als unempfindlich.

Nach Aufnahme größerer Mengen an Bucheckern ist auch beim Menschen mit Übelkeit, Brechreiz, Kopfschmerzen und Schwindel zu rechnen. Bucheckernöl ist für den Menschen nicht toxisch.

Therapie: Nur symptomatisch möglich. Vitamin-B_1-Gabe beim Pferd.

Fallbeschreibung:
Ein neun Jahre altes Pferd zeigte plötzlich folgende Symptomatik: Reduzierter Appetit, Anfälle, Ataxie, Werfen gegen die Boxenwand, Schwitzen, Muskelzucken, Hypersensibilität und Würgen. Weiterhin deuteten die Reaktionen des Pferdes auf Halluzinationen hin. Nach mehrmaliger Injektion von Pentobarbital, Atropin und Vitamin-B-Präparaten erholte sich das Pferd vollständig.

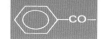
Wistarin

Giftgruppe: Glykosid.

Giftvorkommen: *Wisteria sinensis*, Blauregen, Glycinie.

In Kombination mit: Lectinen.

Giftmechanismus: Wistarin wirkt nikotinähnlich, zuerst erregend, dann lähmend auf das ZNS, schwächere Wirkung als Cytisin.

Symptome: Es werden Erbrechen, Durchfall, Mydriasis, Kreislaufstörungen bis hin zum Kollaps gesehen.

Therapie: Nur symptomatisch möglich.

Xylostosidin

Giftgruppe: Monoterpenalkaloid.

Giftvorkommen: *Lonicera*-Arten.

In Kombination mit: Saponinen.

Giftmechanismus: Vermutlich verursachen die Saponine die Symptomatik.

Symptome: Beschreibungen in der Literatur geben ein unklares Bild: Beim Kaninchen einerseits nach Aufnahme von fünf bis sieben Beeren Durchfall, Krämpfe und Lähmung und Tod binnen einiger Stunden; andererseits erbrachten Fütterungsversuche mit höherer Dosis nur leichte Symptome.
Beim Menschen nach Aufnahme von mehr als zehn Beeren Übelkeit, Erbrechen, Tachykardie, Hyperthermie, Exanthem und Zyanose.

Therapie: Nur symptomatisch möglich.

3 Algen und Pilze

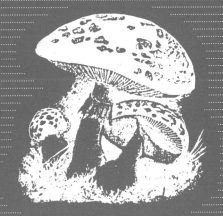

Amanita muscaria, Fliegenpilz

Familie: Agaricaceae.

Charakteristika:

Vorkommen: In Nadel- und Laubwäldern, besonders unter Birken, von Juli bis November.

Hut: Huthaut rot, 5–15 cm Durchmesser, mit typischen weißen Hüllresten, erst halbkugelig, dann flacher, Rand leicht gerieft.

Lamellen: Weißlich bis gelblich, dicht gedrängt.

Stiel: Weiß, 8–20 cm hoch, bis 2 cm dick, weiße Manschette im oberen Drittel, an der Basis Knolle mit ringförmigen, warzigen Hüllresten.

Fleisch: Weiß, unter der Haut zitronengelb bis gelborange, geruchlos, schwach nach Kartoffeln schmeckend.

Toxin: Ibotensäure, Muscimol.

Toxizität: +++

Gefährdung: ++

Fallbeschreibungen aus der Veterinärmedizin (Hund, Katze) liegen vor.

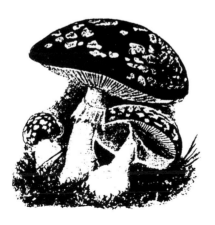

Amanita pantherina, Pantherpilz

Familie: Agaricaceae.

Charakteristika:

Vorkommen: In Laub- und Nadelwäldern, von Juli bis November.

Hut: Braun bis schwarzbraun, an der Oberfläche schüppchenförmig weiße Hüllreste, zur Hutmitte hin konzentrierter, erst halbkugelig, dann flach, Rand auffallend gerieft, Durchmesser bis zu 10 cm.

Lamellen: Weißlich bis oliv, stehen dicht gedrängt, weißer Sporenstaub.

Stiel: 5–12 cm lang, bis 2 cm dick, innen hohl, in der oberen Hälfte häutiger Ring, über der Knolle zwei bis drei Ringe.

Fleisch: Weiß, schwammig-weich, kann leicht rettichartig oder nach alten Kartoffeln riechen, leicht süßlich schmeckend.

Toxin: Ibotensäure, Muscimol.

Toxizität: +++

Gefährdung: Hund, Katze, Mensch +++

Der Pantherpilz gilt als gefährlicher als der Fliegenpilz.

Ibotensäure, Muscimol

Giftgruppe: Ibotensäure (alpha-Aminosäure), Muscimol (biogenes Amin).

Giftvorkommen: *Amanita muscaria*, Fliegenpilz; *Amanita pantherina*, Pantherpilz.

Giftmechanismus: Ibotensäure und Muscimol wirken dämpfend auf das Mittelhirn und anregend auf das Großhirn. Das Muscimol ist der Gamma-Aminobuttersäure (GABA) sehr ähnlich und wirkt als Agonist dieses hemmenden Neurotransmitters. Die ca. 5- bis 10-mal schwächer wirksame Ibotensäure wirkt als Agonist an glutaminergen Rezeptoren. Man nimmt an, dass nur die Ibotensäure im nativen Pilz vorkommt und dass das viel stärker wirksamere Muscimol erst durch Kochen bzw. durch Metabolisierung (Dekarboxylierung) im Körper entsteht.

Der Fliegenpilz enthält außerdem das Muscarin. Es handelt sich hierbei um eine parasympathomimetische Substanz, die die nach ihm benannten muscarinergen Acetylcholin-Rezeptoren aktiviert. Es kommt hier allerdings in so geringen Mengen (0,0002–0,0003 % in der Frischmasse) vor, dass es nicht für die Giftwirkung verantwortlich gemacht werden kann.

Symptome: Bei Hund und Katze sind beschrieben worden: Anorexie, Erbrechen, Krämpfe, Benommenheit oder Erregung, Aggressivität, Schläfrigkeit, Lähmungen, Opisthotonus, Speicheln, Miosis, Dyspnoe und ein schwacher Puls. Todesfälle sind selten, wurden aber beschrieben.

Mensch: Nach kurzer Latenzzeit von einer halben bis drei Stunden beginnt die Vergiftung mit Erscheinungen, die einem Alkoholrausch sehr ähnlich sein können. Auch motorische Lähmung, Hyperkinesie, Hyperästhesie, Muskelkrämpfe sowie Übelkeit und Erbrechen, Tachykardie, Mydriasis und trockene Schleimhäute können auftreten. Nach dem Rausch kann sich eine längere Schlafphase anschließen. Todesfälle sind selten.

Therapie: Wenn noch keine Symptome aufgetreten sind, sollte Erbrechen ausgelöst oder eine Magenspülung durchgeführt werden. Auch die Applikation einer Kohlesuspension zu diesem Zeitpunkt wird empfohlen. Ist der Patient schon symptomatisch geworden, so können die zuerst genannten Maßnahmen nicht nur unwirksam, sondern wegen der Bewusstseinsveränderungen auch gefährlich werden.

Die symptomatische Behandlung beinhaltet eine Infusionstherapie, bei ausgeprägten anticholinergen Symptomen auch die Gabe von Physostigmin bzw. Chlorpromazin.

Nur wenn das Vergiftungsbild überwiegend von muscarinergen Erscheinungen geprägt ist (Erbrechen, Durchfall, Speicheln), ist eine Atropinbehandlung angezeigt. Da dieses aber nur gegen das in ganz geringen Konzentrationen vorkommende Muscarin wirkt und außerdem die ZNS-Symptome bei dieser Vergiftung potenziert, ist es in der Regel kontraindiziert! Des Weiteren ist eine potenzierende Wirkung von Diazepam und Phenobarbital bekannt. Da Krampf- und Depressionsphasen abwechseln können, ist auch von Stimulanzien während der Depression Abstand zu nehmen. Die Symptome dauern meist nicht länger als acht Stunden an (mit Ausnahme von psychotischen Symptomen), und es ist eine komplette Heilung zu erwarten.

Fallbeschreibung: Die Vergiftung eines vier Jahre alten Hundes durch den Fliegenpilz zeigte folgenden Verlauf: Das Tier entwickelte nach wenigen Stunden Benommenheit, später Aggressivität, Schmerzen im Abdomen, Würgen ohne Erbrechen, verstärkten Kot- und Harnabsatz sowie Anorexie. Es bestand nach 18 Stunden eine vollständige Paralyse der Hinterhand. Speichelfluss, Pupillenverengung, Dyspnoe und ein schwacher Puls wurden zu diesem Zeitpunkt ebenfalls gesehen. Der Hund wurde erstaunlicherweise mit Atropin behandelt und war erst nach 48 Stunden vollständig wiederhergestellt.

Amanita phalloides, Grüner Knollenblätterpilz

Familie: Agaricaceae.

Charakteristika:

Vorkommen: In Wäldern, besonders in der Nähe von Eichen, Buchen, Haseln und Kastanien, einzeln oder in Gruppen stehend, von Juli bis Oktober, fehlt in höheren Lagen von Mittelgebirgen und Alpen.

Hut: Erst weißer, später dann grüner, graugrüner oder schmutzig gelbgrüner Hut, erst halbkugelig, dann flacher, Rand glatt, Durchmesser bis zu 12 cm, Haut glänzend feucht, schmierig (bei Feuchtigkeit); die Jugendform sieht wie ein weißes Ei aus.

Lamellen: Weich, weiß (alt: grünlich), stehen dicht gedrängt.

Stiel: 6–15 cm lang, bis 2 cm dick, weiß, oft grünlich gefleckt (Zick-Zack-Muster), unten knollig mit weißer, umgebender Scheide („Todesbecher"), typische Manschette am oberen Drittel des Stiels.

Fleisch: Weiß, unter der Huthaut gelblich-grün, riecht nuss-, honig- oder kartoffelartig, soll geschmacklos bis wohlschmeckend sein.

Verwechslungsgefahr: Im Jugendstadium ist der Pilz leicht mit Champignons zu verwechseln (wichtigstes Unterscheidungsmerkmal sind die Lamellen und der fehlende knollige Stiel!).

Toxin: Phalloidin, Amanitin. Trocknung mindert die Toxizität nicht.

Toxizität: ++++

Gefährdung: +++
Jungtiere gelten als relativ unempfindlich, Nagetiere sind nicht so empfindlich wie Karnivoren oder der Mensch. Schweine und Kaninchen sollen ebenfalls unempfindlich sein gegen *A. phalloides*, genau wie Mäuse und Ratten, die das Gift peroral nicht resorbieren können. Da die Jugendform dieses Pilzes einem weißen Ball ähnlich erscheint, ist er für junge Tiere und Kinder attraktiv.

Amanitine, Phalloidin

Giftgruppe: Cyclopeptide.

Giftmechanismus: Die Knollenblätterpilze enthalten das schnell wirkende Phalloidin und das sehr langsam wirkende alpha- und beta-Amanitin. Die Amanitine (bizyklische Octapeptide) sind hitzestabil, stabil gegen Trocknung und werden auch durch die Magensäure nicht zerstört.

Amanitine hemmen die RNA-Polymerase II im Zellkern und unterbinden somit die Proteinbiosynthese auf der Stufe der Elongation. Besonders betroffen werden dabei Niere und Leber, da hier die Proteinbiosynthese besonders intensiv abläuft. Zu bedenken ist, dass das Amanitin aufgrund der Aufnahme in die Leberzellen im enterohepatischen Kreislauf zirkuliert. Amanitine werden hauptsächlich über die Nieren ausgeschieden.

Phallotoxine hingegen sind bizyklische Heptapeptide. Da sie bei peroraler Zufuhr kaum resorbiert werden, spielen sie nur experimentell (!) eine Rolle. Das bekannteste Toxin dieser Gruppe ist das Phalloidin. Wenn es in den Blutkreislauf gelangt, wird es ausschließlich von Hepatozyten aufgenommen. Es schädigt diese, indem es an F-Aktin bindet, dadurch die Zellmembran verändert und einen Ionenverlust herbeiführt. Im Gegensatz zum langsam wirkenden Amanitin kann Phalloidin parenteral innerhalb von ein bis vier Stunden töten.

Was die Empfindlichkeit verschiedener Tierarten auf diese Toxine angeht, so gibt es erhebliche Unterschiede. Nagetiere sind nicht so empfindlich wie Karnivoren oder der Mensch. Schweine und Kaninchen sollen ebenfalls unempfindlich sein gegen *A. phalloides*, genau wie Mäuse und Ratten, die das Gift peroral nicht resorbieren können. Es wird deshalb überlegt, ob erst die Substanzen, die durch enzymatische Umwandlung im Körper entstehen, die eigentlich toxischen Verbindungen darstellen. Dies wäre auch eine Erklärung dafür, dass Jungtiere relativ unempfindlich sind.

Symptome: Kennzeichnend für die Knollenblätterpilzvergiftung ist, dass die Symptome erst nach einer sehr langen Latenzzeit auftreten. Das können sechs bis 24 Stunden, manchmal aber auch einige Tage sein. Das erste Stadium wird von gastroenteralen Beschwerden geprägt. Sie zeigen sich in Erbrechen und Durchfall, welches beides auch blutig sein kann. Da diese Phase choleraähnlich verläuft, kommt es sehr schnell zu Dehydratation und Ionenverlust mit nachfolgender Hypotension, Hypothermie und Krämpfen. Wird die erste Phase überstanden, so tritt meist eine kurzzeitige Besserung ein, der sich die Phase der Organzerstörung, die hepatorenale Phase, anschließt. Sie ist gekennzeichnet durch die Symptome von Leber- und Nierenversagen mit Ikterus, Koagulopathie, Leberkoma, Anurie und Urämie. Diese Phase endet häufig nach mehreren Tagen (meist zwei bis fünf) tödlich. Ohne Behandlung liegt die Mortalität bei über 50 %; mit Behandlung liegt die Überlebensrate bei ca. 95 %.

Pathologie: Hepatitis mit zentrolobulären Nekrosen und sekundärer Verfettung, fettige Degeneration und Hämorrhagien in Niere, Herz und Skelettmuskulatur, Hämorrhagien in den Magen-Darm-Schleimhäuten.

Therapie: Während der Symptomfreiheit sind Aktivkohle und Magenspülungen angezeigt. Zeigen sich die ersten Symptome, so kann nur noch symptomatisch behandelt werden. Dialyse bei Nierenversagen und Unterbrechung des enterohepatischen Kreislaufes durch Darmlavage oder Anlegen einer bilären Fistel sind anzuraten. Des Weiteren ist die Gabe von hohen Dosen Silibinin, Penicillin, Colestyramin, Rifampicin, Sulfonamide und Thioctansäure empfehlenswert.

Fallbeschreibung: Eine 18 Monate alte Cocker-Spaniel-Hündin zeigte zwölf Stunden nach Kontakt mit *A. phalloides* folgende Symptome: Gestörtes Allgemeinbefinden mit Anorexie, Erbrechen, blutige Diarrhoe, Tenesmus. Die Schleimhäute waren blass und die kapilläre Rückfüllungszeit verzögert. Die Augen waren eingesunken und die Pupillen dilatiert; es wurden Symptome wie bei Bauchschmerzen registriert. Ein Behandlungsversuch mit Ringer-Laktat-Lösung, Dexamethason, Amoxicillin und Gentamicin wurde unternommen. Es stellten sich blutiges Erbrechen und blutiger Durchfall sowie Hämaturie ein. Zusätzlich wurde eine Bluttransfusion, Oxymorphon und Vitamin K gegeben. Es zeigte sich keine Besserung der hämorrhagischen Gastroenteritis, und der Hund war nicht mehr vollständig bei Bewusstsein. 66 Stunden nach Giftaufnahme war der Femoralis-Puls nicht mehr tastbar und es zeigte sich eine Sinustachykardie (180 Schläge/min). Vier Stunden später verstarb der Hund. Laborchemisch zeigten sich Erhöhungen von ALT, AST, CPK, Lipase und Gesamt-Bilirubin. Die Blutgerinnungsparameter PT und PTT waren ebenfalls stark erhöht.

Cyanophyceae, Cyanobakterien (Blaualgen)

➤ **Abb. 60**

Charakteristika:

Vorkommen: Im Spätsommer nach sehr warmer, trockener Wetterlage in stehenden Gewässern, meist Konzentration in Ufernähe.

Erscheinungsbild: Ihre Farbe schwankt zwischen blau, blaugrün, olivgrün, gelblich, rötlich und violett, meistens an der Wasseroberfläche schwimmend („Wasserblüte"), aber auch an Grund und Steinen haftend.

Medizinisch interessant sind wegen ihres Toxingehaltes ca. 40 Cyanobakterien-Spezies. Am bekanntesten sind die Süßwasserarten *Anabaena flos-aquae, A. circinalis, Aphanizomenon flos-aquae, Microcystis aeruginosa, M. toxica, Nodularia spumigena, Oscillatoria agardhii* und *O. rubescens*. Jedoch bilden nicht alle Stämme die Toxine.

Toxin: Anatoxin, Microcystin, Nodularin.

Toxizität: ++++

Gefährdung: +++

Nicht nur die Ingestion der Cyanobakterien führt zu Vergiftungen, sondern auch das Schwimmen in einem kontaminierten Gewässer kann gefährlich werden. Bei Hunden wird vermutet, dass sie durch den eigentümlichen Geruch und Geschmack der Cyanobakterien angezogen werden. Zahlreiche Berichte über Vergiftungen mit Cyanobakterien bei Nutztieren und Hunden liegen vor.

Cyanobakterientoxine

Bei den Cyanobakterien wurden neben Lipopolysaccharid-Endotoxinen verschiedene Toxinarten gefunden, die beim Absterben der Bakterien ins Wasser abgegeben werden. Man unterscheidet:

Neurotoxine:

Anatoxin A (VFDF = *very fast death factor*), gebildet von *Anabaena* spp. und *Oscillatoria* spp. Es handelt sich um ein sekundäres Amin, welches die neuromuskuläre Erregungsübertragung an den nikotinergen und muscarinergen Acetylcholinrezeptoren prä- und postsynaptisch hemmt.
Anatoxin A(s) ist ein Guanidinmethylphosphatester. Es ist ca. zehnmal toxischer als Anatoxin A und wirkt durch eine irreversible Acetylcholinesterase-Hemmung.
Der Tod tritt bei beiden Toxinen durch Atemlähmung ein.

Hepatotoxine:

Microcystine (FDF = *fast death factor*), gebildet von *Microcystis* spp. Es handelt sich dabei um zyklische Peptide, die spezifisch die Leber schädigen und auch als Tumorpromotoren wirken. Der Tod wird durch hypovolämischen Schock, Leberversagen und Lungenembolie verursacht.
Nodularin, gebildet von *Nodularia* spp. Es handelt sich dabei um ein zyklisches Pentapeptid.

Letaldosis: *Microcystis aeruginosa* beim Schaf 1040 mg/kg KM getrocknete Algen.
Anabaena flos-aquae bei Kälbern 420 mg/kg KM getrocknete Algen.

Symptome: Hepatotoxin (Microcystin, Nodularin): Bei Hunden zeigen sich Lethargie, Erbrechen, Durchfall, Anurie, erhöhte Blutungsneigung und Krämpfe. Bezüglich der Laborwerte zeigt sich eine Erhöhung von Urea, Kreatinin, ALT, alkalischer Phosphatase und eine Verlängerung der Prothrombinzeit. Bei Schafen und Rindern sieht man Appetitlosigkeit, Abnahme der Pansenmotilität bis hin zu Atonie, Durchfall, Kolik, Hyperthermie, Muskelzucken, Opisthotonus, Krämpfen, Blutgerinnungsstörungen, Ikterus, Festliegen, Ataxie, Tachykardie und Dyspnoe. Viele Tiere sterben. Im Serum wird ein Anstieg von AST, GLDH, γGT, LDH, Bilirubin und alkalischer Phosphatase registriert. Bei überlebenden Tieren kann sich eine Photodermatitis ausbilden.

Neurotoxin (Anatoxin A): Bei Hunden, Rindern und Schweinen zeigen sich Hypersalivation, Erbrechen, Durchfall, Zuckungen, Krämpfe, Bradykardie, Dyspnoe und perakute Todesfälle (nach zehn bis 30 Minuten). Bei Geflügel wird außerdem Opisthotonus beobachtet.

Beim Menschen wurden Hautreaktionen, Konjunktivitis, Rhinitis, Erbrechen, Durchfall, Halluzinationen, Thrombozytopenie, atypische Pneumonie und Hepatitis beschrieben.

Pathologie: Hepatotoxin (Microcystin): Bei Hunden, Schafen und Rindern beobachtet man Ikterus, Erguss in Bauch- und Brusthöhle, Leberstauung mit Koagulationsnekrosen, generalisierte Petechien, Hämorrhagien mit Blut in Darm und Bauchhöhle. Auch Nierenparenchymdegenerationen, eine interstitielle Pneumonie und eine nekrotisierende Arteritis sind möglich.

Neurotoxin (Anatoxin A): Bei Hunden und Schweinen sieht man Zyanose, Hämorrhagien, Lungenstauung und Pleuraerguss.

Therapie: Gründliche Reinigung von Tieren, die in betroffenen Gewässern geschwommen sind. Symptomatische Therapie.

Fallbeschreibung: Es wurde 1989 über zahlreiche Vergiftungsfälle bei Hunden durch Cyanobakterien am Rutlandsee in Leicestershire berichtet. Über längere Zeit hatte dort warmes Wetter geherrscht, welches zu einem niedrigen Wasserstand führte. Die Hunde zeigten Erbrechen, Durchfall, erhöhte Urea-, Kreatinin- und Leberwerte und persistierende Blutungen aus kleinen Wunden (erhöhte Prothrombinzeit). Schließlich verstarben die Tiere unter Krämpfen meist innerhalb von 24 Stunden. Die symptomatische Behandlung verlief ohne jeglichen Erfolg. Die Sektion erbrachte Hämorrhagien und Blut in Darm und Bauchhöhle.

Gyromitra esculenta, Frühjahrslorchel, Speiselorchel

Familie: Helvellaceae.

Charakteristika:

Vorkommen: Von März bis Mai in Kiefernwäldern, auf Sandböden und auf gerodeten Flächen.

Hut: Hirnrindenähnlich gefaltet, bräunlich oder rötlich, maximaler Durchmesser 10 cm, Sporen sitzen auf der Hutaußenseite.

Stiel: 3–6 cm hoch, grau-weiß bis rötlich, 1–3 cm dick, faltig, meist gekammert hohl, mit Hutrand verwachsen.

Fleisch: Weiß, angenehm riechend und schmeckend, brüchig.

Verwechslungsgefahr: *Morchella esculenta*, Speisemorchel (Fruchtkörper mit tiefen Gruben und rippenartigen Leisten, wabenartig).

Toxin: Gyromitrin.

Es ist nachgewiesen, dass sich der Giftstoff durch Kochen und Trocknen verflüchtigt. Daher besteht auch Vergiftungsgefahr durch die Kochdämpfe. In getrockneter oder gekochter Form (Kochwasser verwerfen) ist der Pilz essbar.

Toxizität: +++

Gefährdung: ++

Vergiftungen sind bei Hunden beschrieben worden.

Gyromitrin

Giftgruppe: Hydrazinderivat.

Giftvorkommen: *Gyromitra esculenta*, Frühjahrslorchel.

Giftmechanismus: Hydrazinderivate wirken hemmend auf die pyridoxalabhängige Enzymsynthese, in der Folge werden die Synthese von GABA und der Abbau biogener Amine gehemmt. Weiterhin ist bekannt, dass Hydrazinderivate Nukleinsäuren alkylieren können. Das Gyromitrin ist somit als kanzerogen und teratogen einzustufen.

Symptome: Hund: Erbrechen, blutiger Durchfall, Mattigkeit, Hämolyse, Ikterus, Hämoglobinurie, Zylindrurie, Albuminurie, Krämpfe bis hin zu Todesfällen.
Mensch: Nach einer Latenzzeit von zwei bis 24 Stunden zeigen sich Erbrechen, Durchfall, eventuell blutig, Schwindel, Kopfschmerzen, Schwäche, Krämpfe, Fieber, Tachykardie, Methämoglobinämie, Azidose, Proteinurie, Splenomegalie, Ikterus mit Hepatomegalie und Leberversagen mit Coma hepaticum. Die Letalität beim Menschen liegt bei ca. 4,5 % der Vergiftungsfälle.
Das Einatmen der Dämpfe bewirkt Hustenreiz, Erbrechen und Keratitis.

Pathologie: Hund: Ikterus, Leberstauung, periazinäre Degeneration in der Leber, mäßige Milzvergrößerung, Zerstörung der intravaskulären Erythrozyten, Erythrophagozytose in den Kupfferzellen und in der Milz, Ödem des Magen-Darm-Traktes, Tubulonephrose, Hämoglobinurie, hämorrhagisch infiltrierte Nieren sowie Atelektasen und alveoläre Emphyseme.
Mensch: Bei der Autopsie findet man eine fettige Degeneration von Leber, Niere und Myokard.

Therapie: Kurze Zeit nach der Giftaufnahme sollten Erbrechen ausgelöst und Magenspülungen durchführt werden. Sind schon mehrere Stunden vergangen, macht nur noch eine symptomatische Therapie Sinn, da zu diesem Zeitpunkt das Toxin schon resorbiert ist. Symptomatisch werden Infusions- und Leberschutztherapie, Gabe von Pyridoxinhydrochlorid und Methylenblau empfohlen.

Fallbeschreibung: Ein Vergiftungsfall mit *Gyromitra esculenta* bei einer zehn Wochen alten Cockerspaniel-Hündin verlief folgendermaßen: Nach zwei bis drei Stunden trat Erbrechen auf, sechs Stunden später Lethargie. Die klinische Untersuchung zu diesem Zeitpunkt ergab einen komatösen Hund mit 35,5 °C Rektaltemperatur, schneller Atmung und Hämaturie. Trotz Behandlung mit Ringer-Laktat-Lösung und Prednisolon verstarb das Tier nach 30 Minuten.

3

Inocybe patouillardii,
Ziegelroter Risspilz

➢ **Abb. 61**

Familie: Cortinariaceae.

Charakteristika:

Vorkommen: Von Mai bis August in Auwäldern, Laubwäldern und Parkanlagen.

Hut: Beim jungen Pilz kegelförmig, strohfarben, mit zunehmendem Alter bräunlicher bis rotbraun und buckelig, Rand leicht eingerissen (Name!), Durchmesser bis 9 cm.

Lamellen: Erst weiß, später graugelb bis bräunlich, gedrängt stehend, Sporenstaub olivbraun.

Stiel: Bis 7 cm hoch, 1 cm breit, erst weiß, später rötlich, gekrümmt, schwach knollig.

Fleisch: Weiß, fest, riecht aromatisch obstartig, Geschmack erst mild, dann unangenehm, verletzte Stellen am Pilz färben sich rötlich.

Verwechslungsgefahr: Champignon (*Psalliota*), Maipilz (*Calocybe gambosa*) riecht nach ranzigem Mehl.

Toxin: Muscarin.

Toxizität: +++

Gefährdung: ++
Vergiftungen sind beim Hund beschrieben worden.

Muscarin

Giftgruppe: Alkaloid.

Giftvorkommen: *Inocybe patouillardii*, Ziegelroter Risspilz; andere *Inocybe-* und *Clitocybe*-Arten. *Clitocybe*-Arten sollen einen für Hunde attraktiven Geruchsstoff besitzen.

Giftmechanismus: Muscarin besitzt strukturell große Ähnlichkeit mit Acetylcholin, hieraus resultieren als Angriffspunkte die muscarinergen Acetylcholinrezeptoren. Da Muscarin nicht von der Acetylcholinesterase gespalten werden kann, kommt es zu einer langanhaltenden parasympathomimetischen Wirkung. Die Folge sind Weitstellung der Blutgefäße, Blutdruckabfall, verstärkte Drüsensekretion, Miosis und Bradykardie.

Symptome: Mensch: Eine Viertel- bis eine Stunde nach Giftaufnahme kommt es zu Schweißausbruch, Speicheln, Rhinorrhoe, Tränenfluss, Übelkeit, Erbrechen, Durchfall, Kolik, Miosis mit Sehstörungen, Bronchospasmus, Bradykardie, Hypotonie, Kollaps, u. U. auch zu Lungenödem mit Herzversagen. Die Symptome halten ca. zwölf bis 24 Stunden an. Unbehandelt kann der Tod innerhalb weniger Stunden (meist nach acht bis neun Stunden) eintreten. Die Letalität liegt bei 5 %.
Hund: Es sind ähnliche Symptome wie beim Menschen beschrieben worden.

Nachweis: Sporenbestimmung in Pilzresten und Magen-Darm-Inhalt.

Therapie: Es empfiehlt sich, als spezifische Therapie hochdosiert Atropin zu geben. Des Weiteren ist symptomatisch zu behandeln.

Fallbeschreibung: Ein Vergiftungsfall durch *Inocybe phaeocomis* bei einer 14 Jahre alten Springerspaniel-Hündin verlief folgendermaßen: Das Tier wurde ca. drei Stunden nach Pilzaufnahme vorgestellt. Es zeigte einen kollapsähnlichen Zustand mit Speicheln, Verlängerung der kapillären Rückfüllungszeit und eine leichte Untertemperatur (36,1 °C). Bis dahin hatte der Hund zweimal erbrochen und zeigte blutigen Durchfall. Eine Behandlung wurde mit Hartmann´s Lösung durchgeführt, und am nächsten Tag war der Hund fast vollständig wiederhergestellt.

Psilocybe semilanceata, Spitzkegeliger Kahlkopf

Familie: Strophariaceae.

Charakteristika:

Vorkommen: Auf Weiden und Waldwiesen im Spätsommer und Herbst.

Hut: Ca. 1,5–2 cm hoch und 0,5–1 cm breit, zugespitzt kegelförmig, braungelb bis olivgelb, schleimig, Rand leicht einwärts gebogen.

Lamellen: Olivgrau, später schwärzlichbraun.

Stiel: Hellbraun, dünn, sehr lang, kann auch gebogen sein, bis 100 x 3 cm.

Fleisch: Blass bis rostbraun.

Kennzeichnend ist, dass sich diese Pilze bei Druck und Verletzung blau verfärben. Verwechslungen mit essbaren Pilzen sind selten, jedoch werden sie von Drogenkonsumenten als Rauschmittel wegen ihrer LSD-ähnlichen Wirkung verwendet.

Toxin: Psilocybin und Psilocin. Trocknung mindert die Toxizität nicht.

Toxizität: +++

Gefährdung: ++

Vergiftungen sind in der Veterinärmedizin bei Hund und Pferd dokumentiert.

Psilocybin

Giftgruppe: Indolderivat.

Giftvorkommen: *Psilocybe semilanceata*, Spitzkegeliger Kahlkopf; andere *Psilocybe*-Arten.

Giftmechanismus: Psilocybin wird *in vivo* zu Psilocin hydrolysiert. Da Psilocin lipophiler ist, ist vermutlich seine ZNS-Aktivität größer. Beide Substanzen wirken wie die Lysergsäureamide (LSD) auf Serotonin-Rezeptoren im Mittelhirn: Strukturell besteht eine große Ähnlichkeit zu Serotonin. Sie ahmen in niedrigen Dosen das Serotonin nach, in höheren Dosen wirken sie hemmend. Psilocybin hat allerdings eine viel geringere Wirkungsdauer und eine viel schwächere Wirkung als LSD. Psilocybin wird durch die alkalische Phosphatase gespalten.

Symptome: Hund: Es werden Symptome beschrieben, die mitunter drei Tage andauern. Darunter sind gesteigerte Aggressivität, Ataxie, Nystagmus, Speicheln, Hyperthermie (42,2 °C) und Schreien.
Pferd: Es ist bekannt, dass Pferde mit Exzitationen, Muskelzittern, Fieber, Tenesmus, Zähneknirschen, Tachykardie, Herzgeräuschen, Mydriasis und Festliegen reagieren können.
Mensch: Es zeigen sich 15–30 Minuten nach Einnahme Mydriasis, Schwindel, Übelkeit, Hautrötung und Parästhesien. Danach werden Halluzinationen mit intensiver Farbwahrnehmung, Veränderung von Raum und Zeit mit Euphorie und Dysphorie wahrgenommen. Bei Abklingen der Wirkung können sich Kopfschmerzen, Panikattacken und Depressionen einstellen. Todesfälle durch die reine Giftwirkung treten in der Regel nicht auf. Die Erscheinungen halten vier bis sechs Stunden an.

Nachweis: Die Vergiftung kann über den Nachweis im Urin diagnostiziert werden.

Therapie: Chlorpromazin und Diazepam sollten bei Panikreaktionen und starker Unruhe gegeben werden. Meist ist eine Behandlung jedoch nicht notwendig.

Fallbeschreibung: Ein Vergiftungsfall eines ein Jahr alten Hengstfohlens mit *Psilocybe* sp. zeigte folgenden Verlauf: Das Tier befand sich bei Eintreffen des Untersuchers in Seitenlage. Es wechselten Phasen von Exzitationen und Immobilität ab. Weiterhin zeigten sich Zittern des Trizeps, Fieber, Tenesmus, Knirschen mit den Zähnen, Tachykardie, Herzgeräusche und Mydriasis. Eine Behandlung erfolgte mit Detomidin und Butorphanol. 24 Stunden lang wechselten sich kurze Phasen von Exzitation mit einem narkoseähnlichen Zustand ab. Nach Ausbildung von wunden Stellen wurde das Tier 48 Stunden nach der ersten Untersuchung euthanasiert. Auf der Weidefläche wurden viele Pilze gefunden, die der Gattung *Psilocybe* zuzuordnen waren.

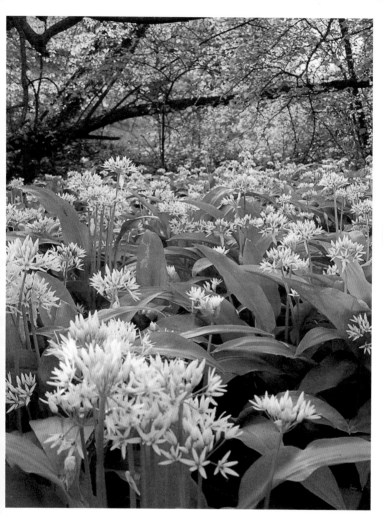

Abb. 1: *Allium ursinum*, Bärlauch.

! Es besteht Verwechslungsgefahr mit den Blättern von Herbstzeitlose und Maiglöckchen (siehe auch Abb. 10, 12).

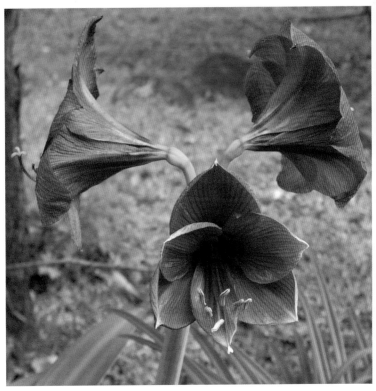

Abb. 2: *Amaryllis belladonna*, Belladonnalilie.

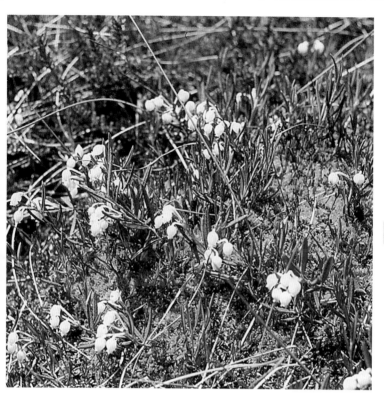

Abb. 3: *Andromeda polifolia*, Rosmarinheide, Gränke.

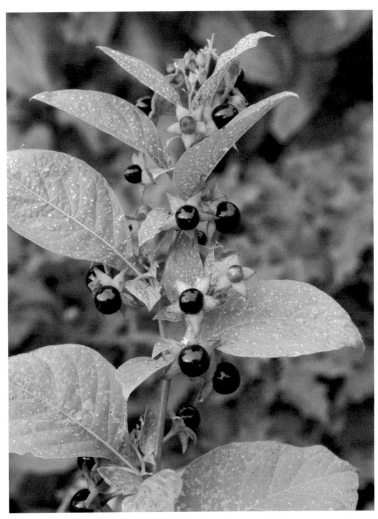

Abb. 4: *Atropa belladonna*, Tollkirsche.

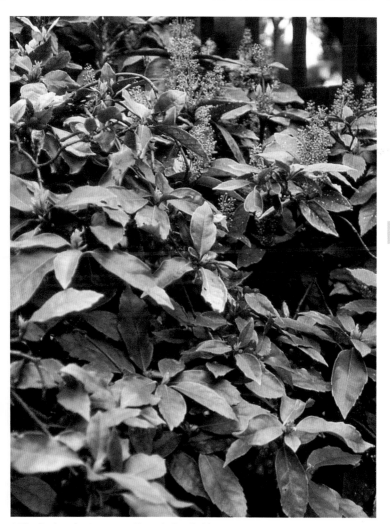

Abb. 5: *Aucuba japonica*, Japanische Goldorange.

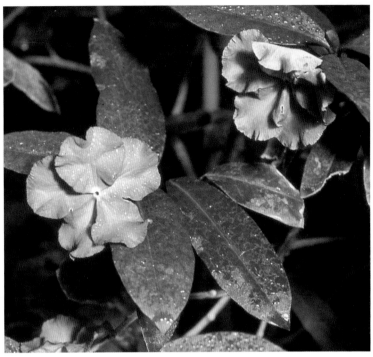

Abb. 6: *Brunfelsia pauciflora*, Brunfelsie.

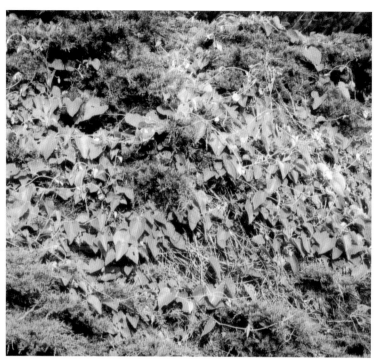

Abb. 7: *Bryonia cretica*, Rotbeerige Zaunrübe.

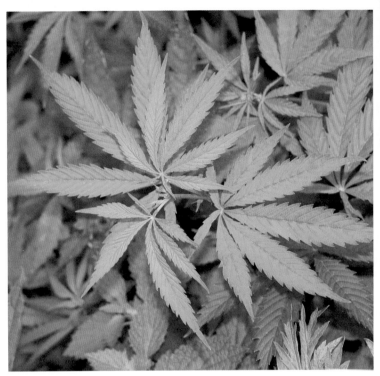

Abb. 8: *Cannabis sativa*, Hanf.

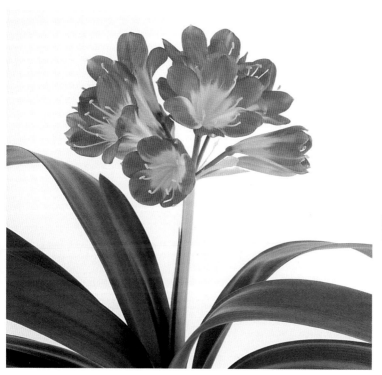

Abb. 9: *Clivia miniata*, Riemenblatt.

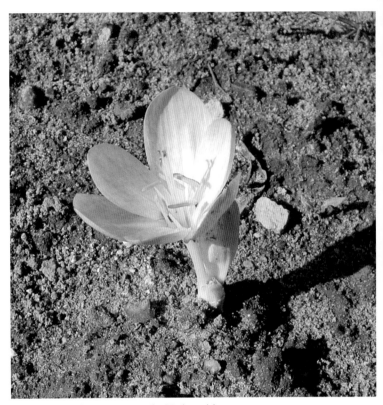

Abb. 10: *Colchicum autumnale*, Herbstzeitlose.

! Es besteht Verwechslungsgefahr mit den Blättern von Bärlauch und Maiglöckchen (siehe auch Abb. 1, 12).

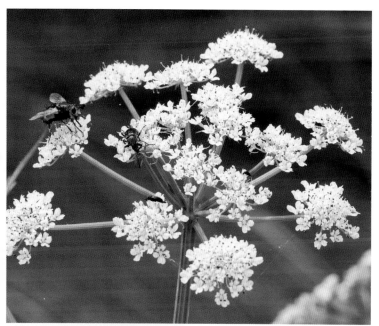

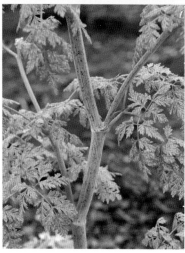

Abb. 11a, b: *Conium maculatum*, Gefleckter Schierling.

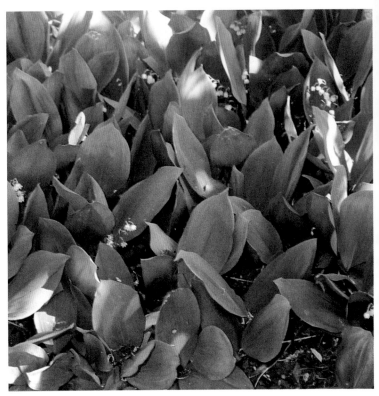

Abb. 12: *Convallaria majalis*, Maiglöckchen.

! Es besteht Verwechslungsgefahr mit den Blättern von Bärlauch und Herbstzeitlose (siehe auch Abb. 1, 10).

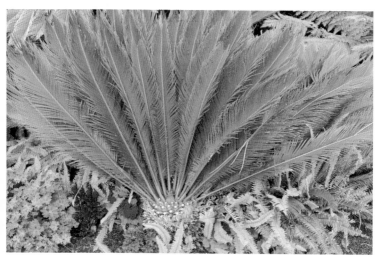

Abb. 13: *Cycas revoluta*, Palmfarn.

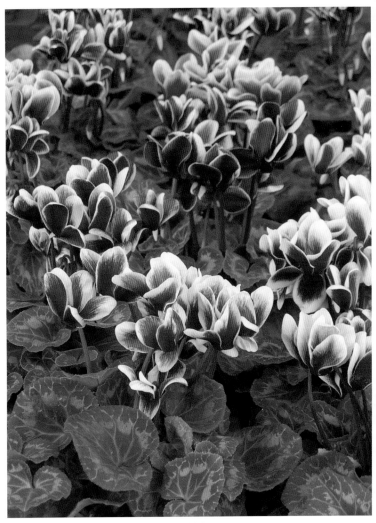

Abb. 14: *Cyclamen persicum*, Alpenveilchen.

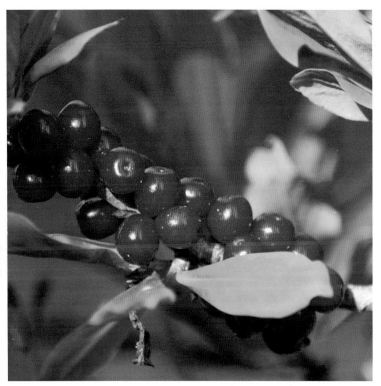

Abb. 15: *Daphne mezereum*, Seidelbast, Kellerhals, „Deutscher Pfeffer".

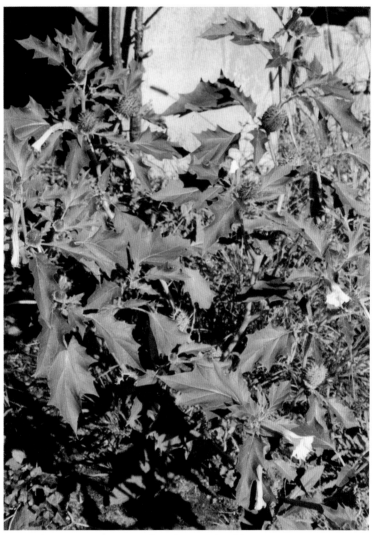

Abb. 16: *Datura stramonium*, Gemeiner Stechapfel.

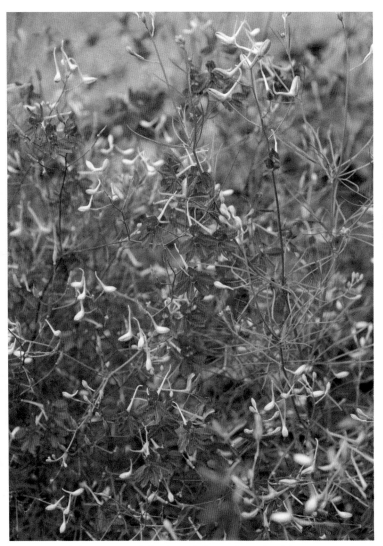

Abb. 17: *Delphinium consolida, Consolida regalis,* Acker-Rittersporn.

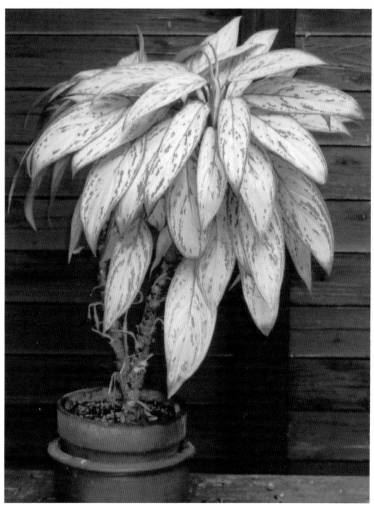

Abb. 18: *Dieffenbachia* spp., *Dieffenbachie,* Schweigrohr.

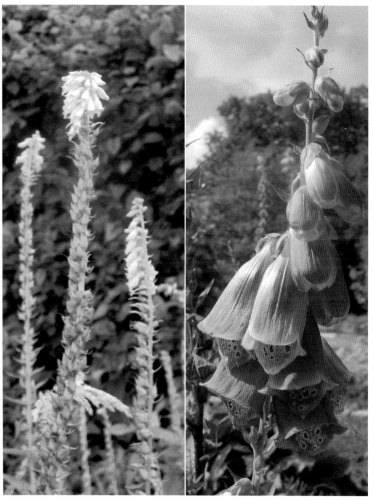

Abb. 19a, b: *Digitalis* spp., Fingerhut.

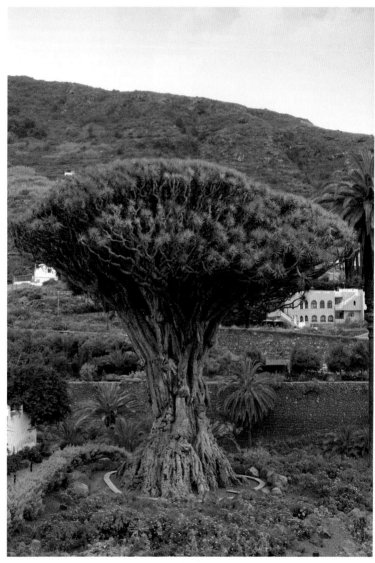

Abb. 20: *Dracaena deremensis*, Drachenbaum.

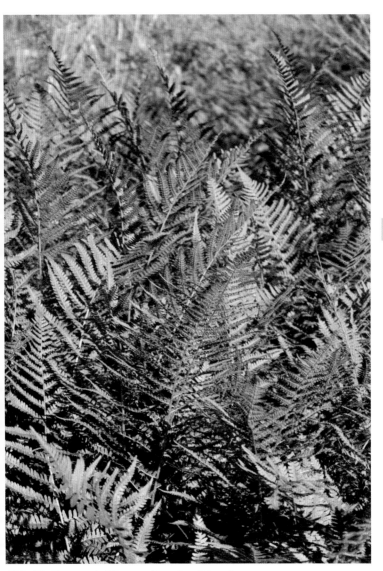

Abb. 21: *Dryopterix filix-mas*, Gemeiner Wurmfarn.

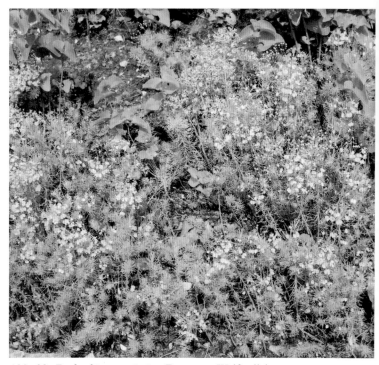

Abb. 22: *Euphorbia cyparissias*, Zypressen-Wolfsmilch.

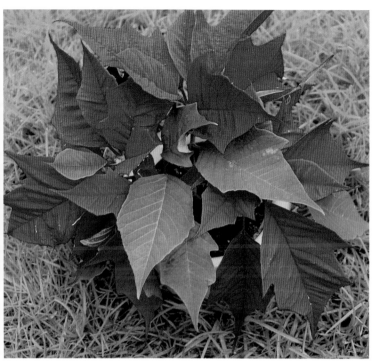

Abb. 23: *Euphorbia pulcherrima*, Weihnachtsstern.

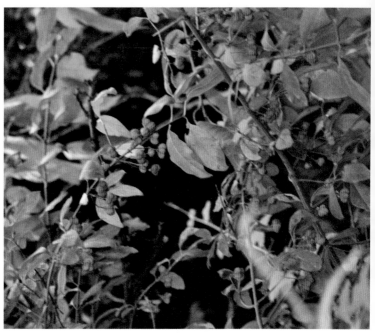

Abb. 24: *Euonymus europaeus*, Pfaffenhütchen.

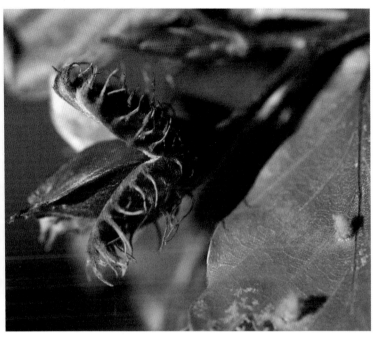

Abb. 25: *Fagus silvatica,* Bucheckern.

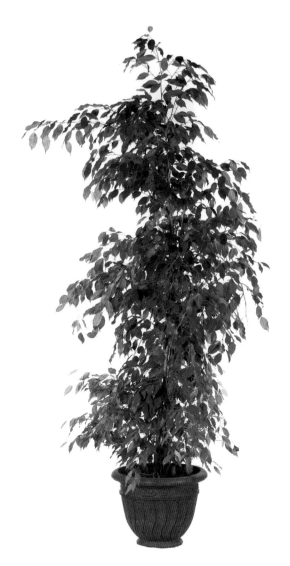

Abb. 26: *Ficus benjamina*, Birkenfeige.

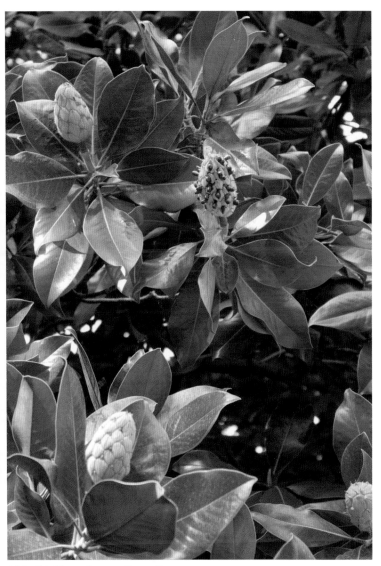

Abb. 27: *Ficus elastica*, Gummibaum.

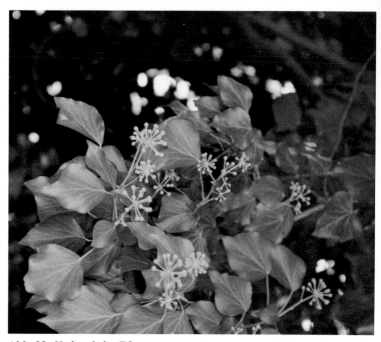

Abb. 28: *Hedera helix*, Efeu.

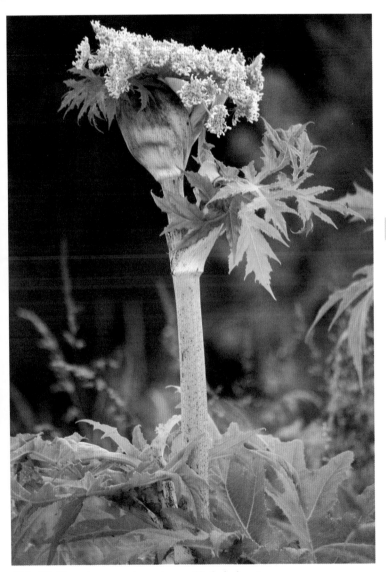

Abb. 29: *Heracleum mantegazzianum*, Herkuleskraut.

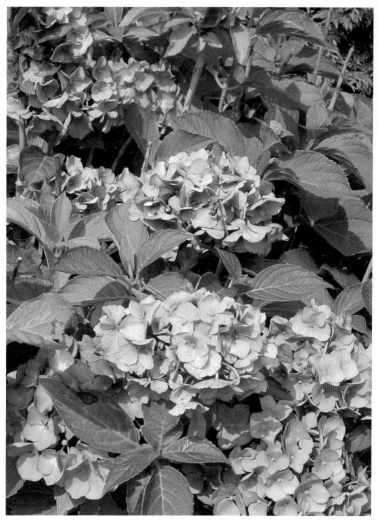

Abb. 30: *Hydrangea* spp., Hortensie.

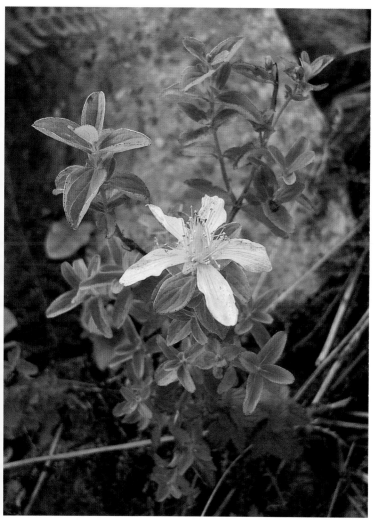

Abb. 31: *Hypericum perforatum*, Johanniskraut.

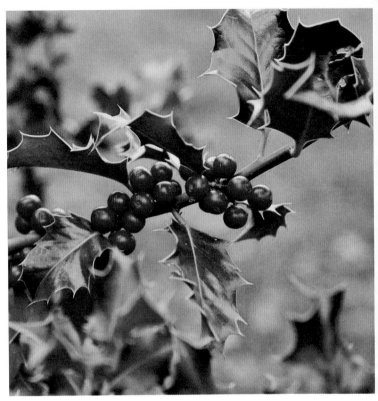

Abb. 32: *Ilex aquifolium*, Stechpalme.

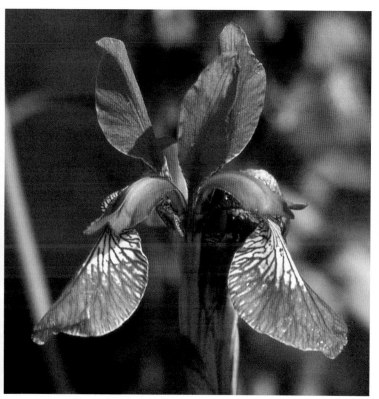

Abb. 33: *Iris* spp., Schwertlilien.

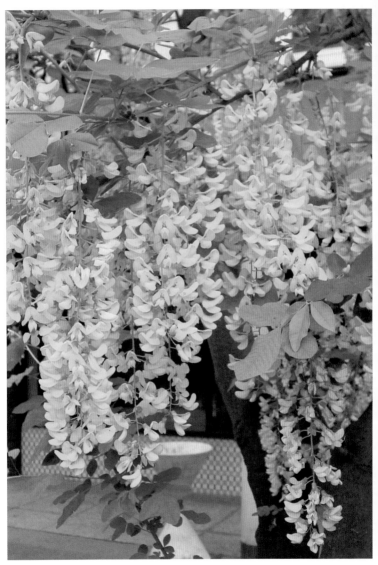

Abb. 34: *Laburnum anagyroides*, Goldregen.

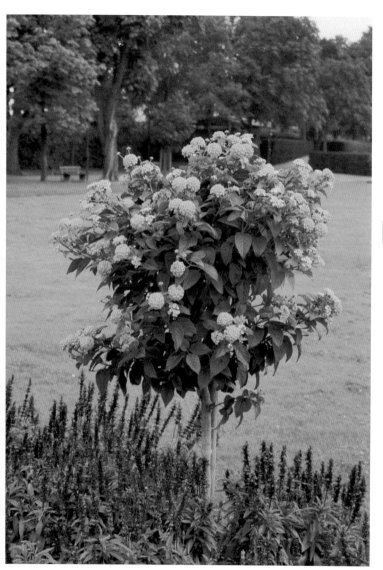

Abb. 35: *Lantana camara*, Wandelröschen.

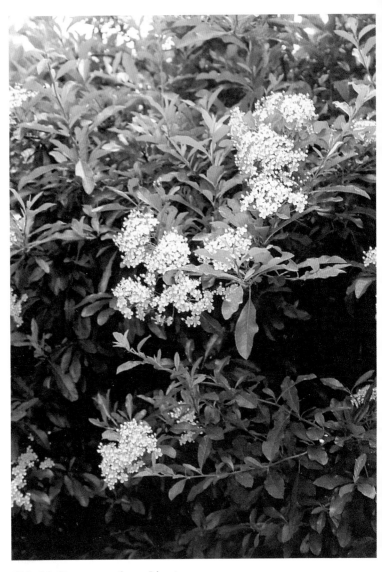

Abb. 36: *Ligustrum vulgare*, Liguster.

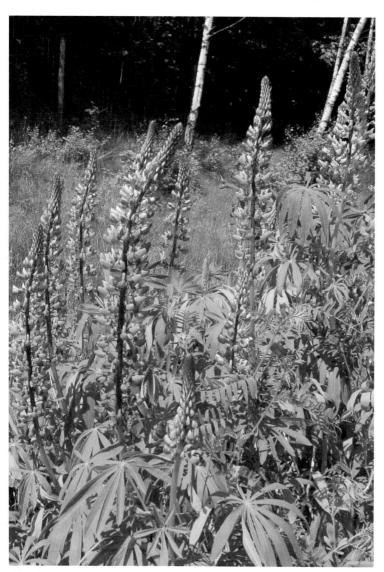

Abb. 37: *Lupinus angustifolius*, Blaue Lupine.

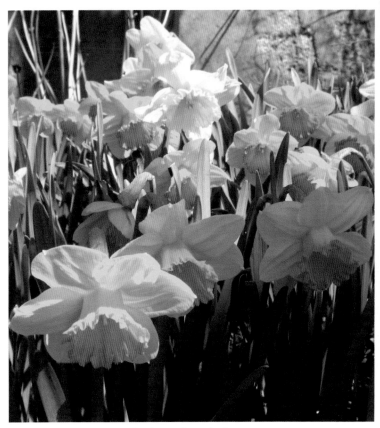

Abb. 38: *Narcissus* spp., Narzissen, Osterglocke.

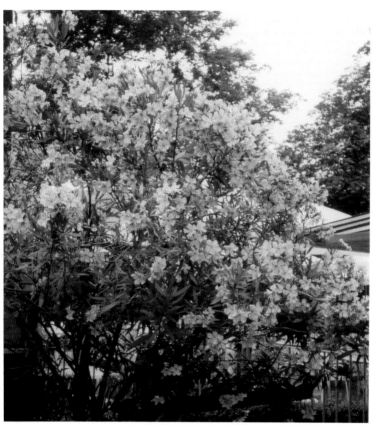

Abb. 39: *Nerium oleander*, Oleander.

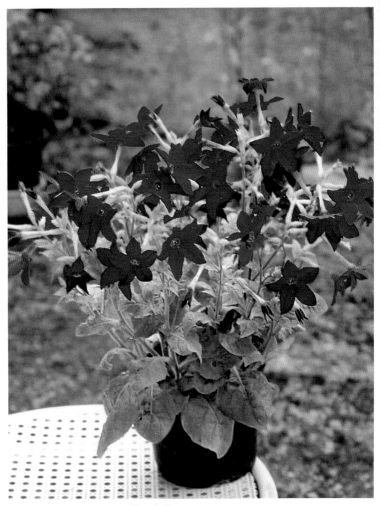

Abb. 40: *Nicotiana* spp., Ziertabak.

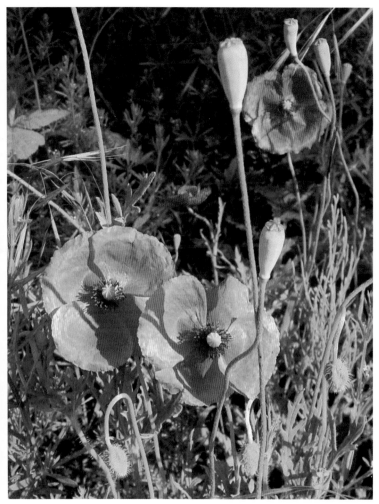

Abb. 41: *Papaver rhoeas*, Klatschmohn.

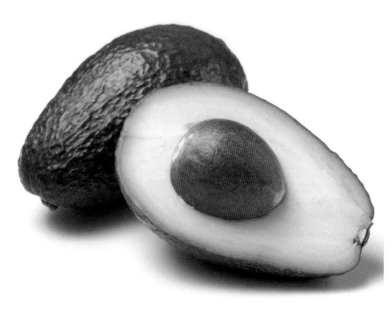

Abb. 42: *Persea americana*, Avocado.

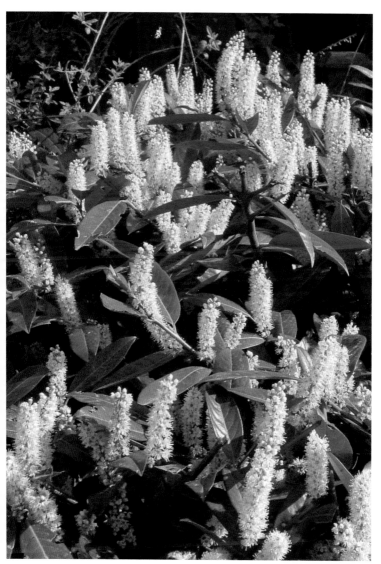

Abb. 43: *Prunus laurocerasus*, Kirschlorbeer.

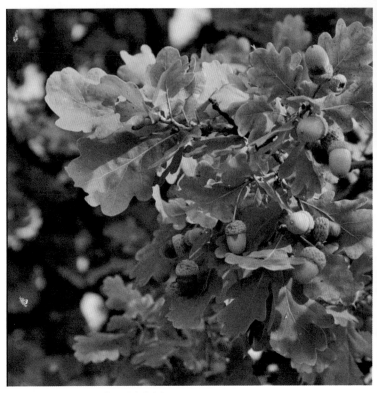

Abb. 44: *Quercus robur*, Stieleiche.

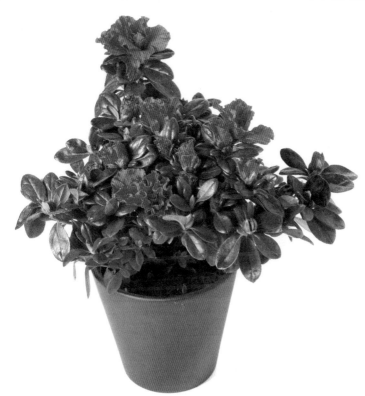

Abb. 45: *Rhododendron simsii, Azalea indica,* Azalee.

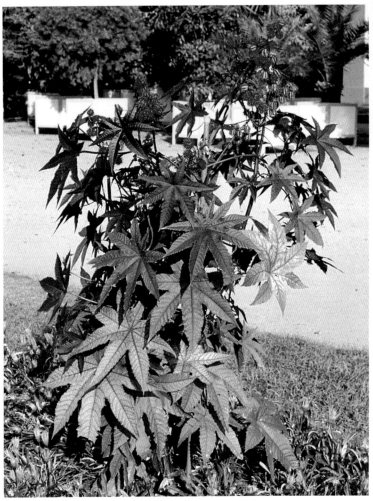

Abb. 46: *Ricinus communis*, Rizinus.

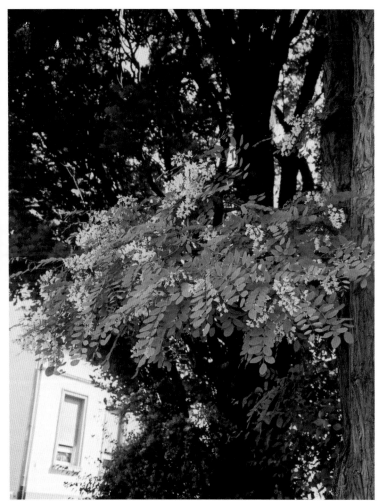

Abb. 47: *Robinia pseudoacacia*, Robinie, Falsche Akazie.

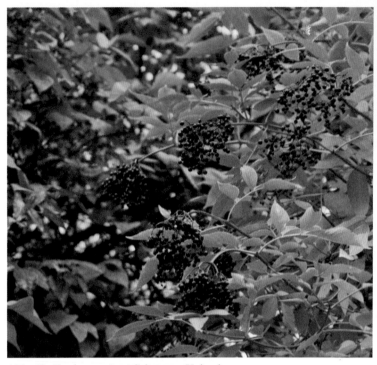

Abb. 48: *Sambucus nigra*, Schwarzer Holunder.

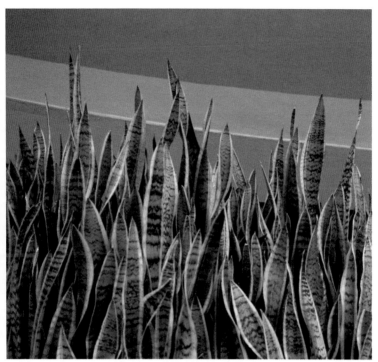

Abb. 49: *Sansevieria trifasciata*, Bogenhanf.

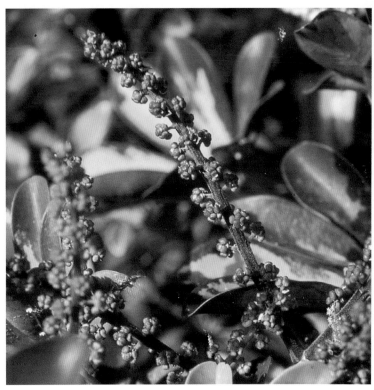

Abb. 50: *Schefflera actinophylla*, Strahlenaralie.

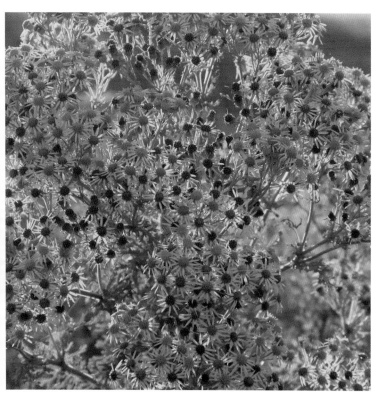

Abb. 51: *Senecio jacobaea*, Jakobs-Kreuzkraut.

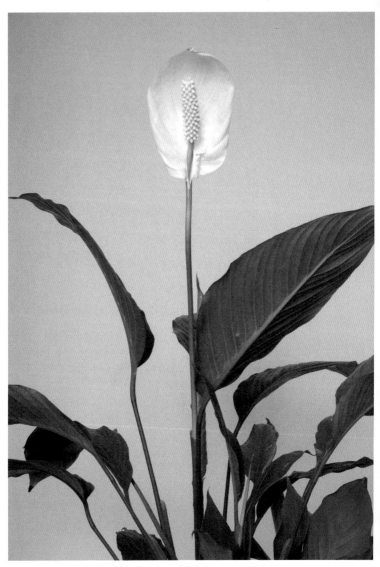

Abb. 52: *Spatiphyllum floribundum*, Einblatt.

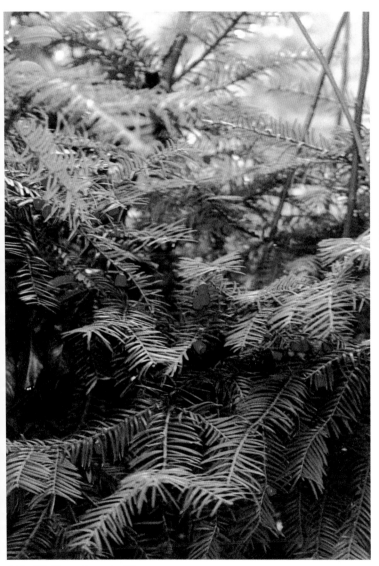

Abb. 53: *Taxus baccata,* Eibe.

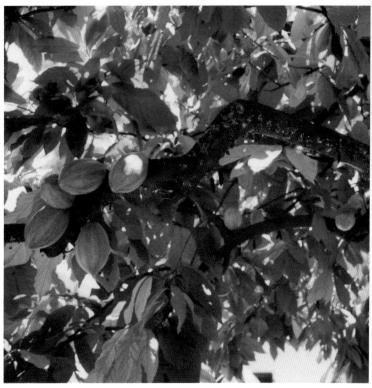

Abb. 54: *Theobroma cacao*, Kakaobaum.

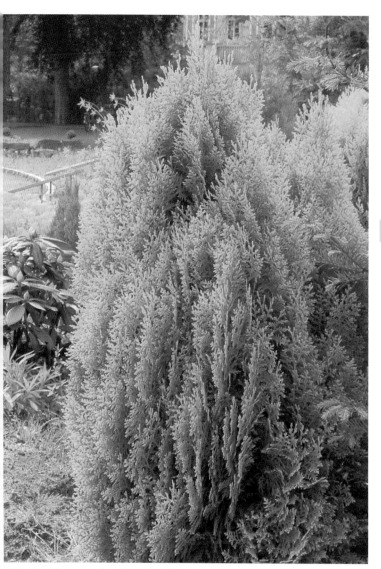

Abb. 55: *Thuja occidentalis*, Abendländischer Lebensbaum.

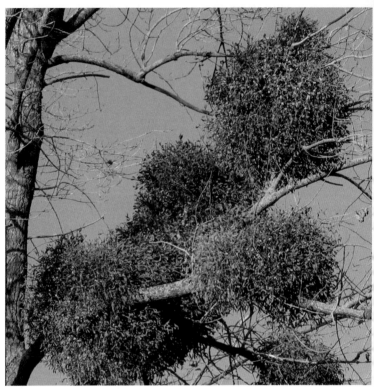

Abb. 56: *Viscum album*, Mistel.

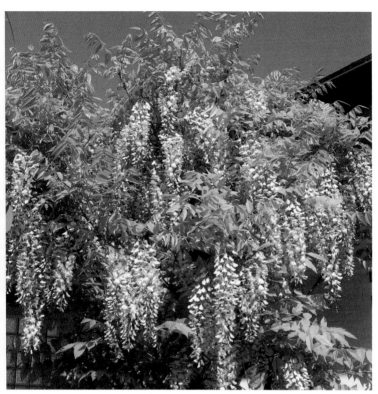

Abb. 57: *Wisteria sinensis*, Blauregen.

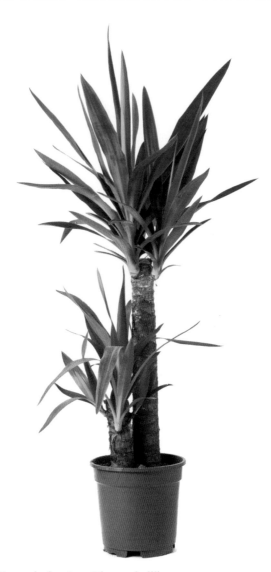

Abb. 58: *Yucca elephantipes*, Riesenpalmlilie.

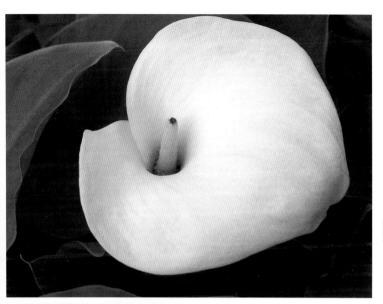

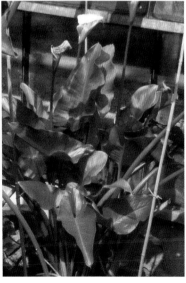

Abb. 59: *Zantedeschia aethiopica*, Zimmercalla.

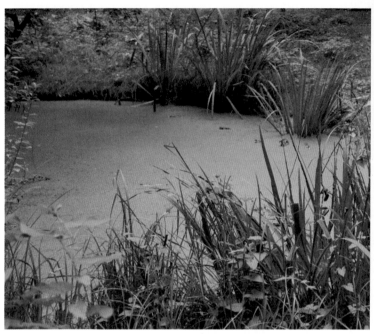

Abb. 60: Teich mit Blaualgen (*Cyanophyceae,* Cyanobakterien).

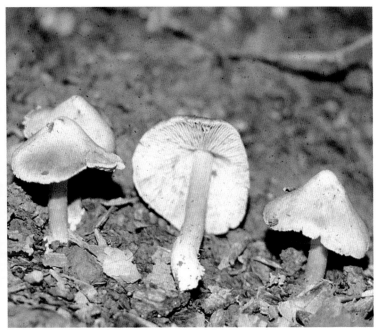

Abb. 61: *Inocybe patouillardii*, Ziegelroter Rißpilz.

4 Giftzentralen

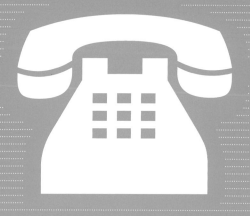

Adressen der wichtigsten deutschsprachigen Giftzentralen

Berlin
Giftnotruf Berlin
Berliner Betrieb für Zentrale Gesundheitliche Aufgaben,
Institut für Toxikologie
Oranienburger Straße 285
D-13437 Berlin
Tel.: +49 30 19240, Fax: +49 30 30686721
E-Mail: mail@giftnotruf.de

Berlin II
Virchow-Klinikum
Med. Fakultät der Humboldt-Universität zu Berlin,
Abt. Innere Medizin mit Schwerpunkt Nephrologie und Intensivmedizin
Augustenburger Platz 1
D-13353 Berlin
Tel.: +49 30 450-653555, Fax: +49 30 450-553915
E-Mail: giftinfo@charite.de

Bonn
Informationszentrale gegen Vergiftungen
Zentrum für Kinderheilkunde der
Rheinischen Friedrich-Wilhelms-Universität Bonn
Adenauerallee 119
D-53113 Bonn
Tel.: +49 228 19240, Fax: +49 228 2873314
E-Mail: gizbn@mailer.meb.unibonn.de

Erfurt
Gemeinsames Giftinformationszentrum der Länder Mecklenburg-
Vorpommern, Sachsen, Sachsen-Anhalt und Thüringen
Nordhäuser Straße 74
D-99089 Erfurt
Tel.: +49 361 730730, Fax +49 361 7307317
E-Mail: info@ggiz-erfurt.de

Freiburg
Universitätskinderklinik Freiburg
Informationszentrale für Vergiftungen
Mathildenstraße 1
D-79106 Freiburg
Tel.: +49 761 19240 , Fax: +49 761 2704457
E-Mail giftinfo@kikli.ukl.uni-freiburg.de

Göttingen
Giftinformationszentrum-Nord (GIZ-Nord)
Zentrum Pharmakologie und Toxikologie der Universität Göttingen
Robert-Koch-Straße 40
D-37075 Göttingen
Tel.: +49 551 19240, Fax: +49 551 3831881
E-Mail: giznord@giz-nord.de

Homburg
Universitätskliniken
Klinik für Kinder- und Jugendmedizin
Informations- und Beratungszentrum für Vergiftungsfälle
Kirrberger Straße
D-66421 Homburg/Saar
Tel.: +49 6841 19240, Fax: +49 6841 1628438
E-Mail: giftberatung@uniklinikum-saarland.de

Mainz
Beratungsstelle bei Vergiftungen
II. Medizinische Klinik und Poliklinik der Universität
Langenbeckstraße 1
D-55131 Mainz
Tel.: +49 6131 19240, Fax: +49 6131 232469
E-Mail: mail@giftinfo.uni-mainz.de

München
Giftnotruf München
Toxikologische Abteilung
der II. Medizinischen Klinik rechts der Isar
der Technischen Universität München
Ismaninger Straße 22
D-81675 München
Tel.: +49 89 19240, Fax: +49 89 41402467
E-Mail: tox@lrz.tum.de

Nürnberg
II. Medizinische Klinik
des Städtischen Krankenhauses Nürnberg Nord
Toxikologische Intensivstation
Professor-Ernst-Nathan-Straße 1
D-90419 Nürnberg
Tel.: + 49 911 3982451, Fax: +49 911 3982192
E-Mail: giftnotruf@klinikum-nuernberg.de

Zürich/Schweiz
Schweizerisches Toxikologisches Informationszentrum
Freiestrasse 16
CH-8028 Zürich
Tel.: +41 44 2515151, Fax: +41 44 2528833
E-Mail: info@toxi.ch

Institut für Veterinärpharmakologie und -toxikologie
Winterthurerstrasse 260
CH-8057 Zürich
Tel.: +41 44 6358761, Fax: +41 44 6358910
www.vetpharm.uzh.ch

Wien/Österreich
Vergiftungs-Informations-Zentrale, Allgemeines Krankenhaus Wien
Währinger Gürtel 18–20
A-1090 Wien
Tel.: +43 1 4064343, Fax: +43 1 404004225
E-Mail: viz@meduniwien.ac.at

4

5 Allgemeine Therapievorschläge bei Vergiftungen durch Pflanzen

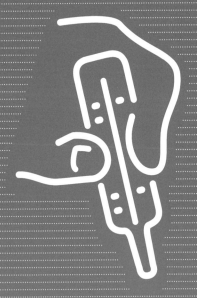

Hund und Katze

Spülung des Maules:
- Mit Natriumglukonat bei irritierenden Pflanzen.

Giftentfernung aus dem Magen (max. 2 Stunden, in Ausnahmefällen bis 8 Stunden nach Giftaufnahme sinnvoll):
- Emetikum: Wenn das Tier bei Bewusstsein und die aufgenommene Substanz nicht schleimhautreizend ist.
  - Nur Hund: Apomorphinum hydrochloricum (0,01–0,08 mg/kg KM s. c. oder i. m., jedoch nicht bei ZNS-Depression, Krämpfen und Kreislaufinsuffizienz). Antidot: Levallorphan 0,02 mg/kg KM i. v.
  - Hund und Katze: Ipecacuanhasirup (Ipecacuanha-Fluidextrakt 5,5; Glycerol 10,0; Zuckersirup ad 100 ml) 1–2 ml/kg KM; bei der Katze Gefahr der Gastroenteritis.
  - Nur Katze: Xylazin 0,5–1,0 mg/kg KM i. m. oder s. c. (Antidot: Atipamezol 100 µg/kg i. m.) oder Brechklysma mit warmer physiologischer Kochsalzlösung (Hinterhand der Katze hochhalten und mit Irrigator Lösung rektal einlaufen lassen, bis zum Erbrechen), sinnvoll, wenn Toxin bereits im Darm ist.
- Gastrotomie.
- Magenlavage (immer mit Endotrachealtubus durchführen [Manschette aufblasen]): Kann auch beim bewusstlosen Tier durchgeführt werden; Hund und Katze: mit 5–10 ml/kg isotonischer Lösung mit Aktivkohleaufschwemmung, 10–15× wiederholen.

Verhinderung der Giftabsorption:
- Aktivkohle: Hund 1–5 g/kg KM, Katze bis 3 g/Tier als 10%ige Suspension (1 g/10 ml) eingeben. Gegebenenfalls alle 6–8 Stunden wiederholen. Weitere Dosierung 0,5–1 mg/kg KM p. o.
- Bei Alkaloidvergiftungen (Hund und Katze): Kaliumpermanganat (0,05–0,1%ige wässrige Lösung, 50–300 ml p. o. zur Magenspülung) bzw. Gabe von Tanninalbuminat 10–20 mg/kg KM 3–4× tgl.; bei Überdosierung Gefahr von zentrolobulären Lebernekrosen.

5

Abführende Maßnahmen:
– Hund und Katze: Natriumsulfat (Glaubersalz 0,5–1 g/kg KM) als 4%ige Lösung (0,4 g/10 ml) oder Magnesiumsulfat (Bittersalz) 0,5–1 g/kg KM einer 6%igen Lösung, am besten über Magensonde eingeben. Diese Maßnahme ist nicht empfehlenswert, wenn aufgrund des aufgenommenen Toxins mit einer Entzündung des Gastrointestinaltraktes zu rechnen ist. Besser ist dann beim Kleintier die Durchführung eines Massenklistiers mit lauwarmer physiologischer Kochsalzlösung (Brechklysma) oder Gabe von Paraffinöl (0,5–1,0 bis zu 3 ml/kg KM p. o.).

Kontrolle der Körpertemperatur und ggf. Korrektur.

Kontrolle und Unterstützung der Atmung:
– Hund und Katze: Doxapram 1–2 (–5) mg/kg KM i. v. als Analeptikum, ggf. künstliche Beatmung über Endotrachealtubus bzw. Tracheotomie.
– Koffein 5–10 mg/kg KM i. v., s. c., p. o. mehrmals täglich.
– Theophyllin: Hund 5–6 mg/kg KM i. v., bis zu 10 mg/kg KM p. o., Katze 5 mg/kg KM p. o. 2–3× tgl.
– Bei Lungenödem: Furosemid 4–8 mg/kg KM i. v.

Kontrolle und Unterstützung der Herz-Kreislauf-Funktion:
– Volumensubstitution zur Schockprophylaxe: z. B. Ringer-Laktat-Lösung bei Hund und Katze (erste Stunde bis 100 ml/kg KM, dann maximal 200 ml/kg/Tag); Plasmaexpander (Dextrane 60–20 ml/kg/Tag 6%ige Lösung i. v.), oder Hydroxyethylstärke als Bolus: Hund 10 ml/kg KM, Katze 5 ml über 30 Minuten, dann 1–2 ml/kg/Stunde i. v. (bei Nierenschäden keine Ringer-Laktat-Lösung verwenden, Kaliumretention möglich).
– Plasmatransfusion bei Hypoproteinämie oder Gerinnungsstörungen (Hund und Katze): total 10–20 ml/kg KM über 1–4 Stunden.
– Bei allgemeiner Kreislaufschwäche (Hund und Katze): Etilefrin 0,05–0,1 mg/kg KM i. v., 0,2–1 mg/kg KM s. c., p. o.
– Bei Herzarrhythmien, Kammerflimmern (nur Hund): Lidocain ohne Epinephrin 2–4 (–8) mg/kg KM i. v. bzw. 25–75 µg/kg/min DTI.

- Bei Tachykardie bzw. Extrasystolie:
  - Hund und Katze: Propanolol 0,05–0,1 mg/kg KM i. v., 0,2–1 mg/ kg KM p. o. 2–3× tgl.; Atenolol 0,25–1 mg/kg KM p. o., Hund 2× tgl.; Katze 1× tgl.; Metoprolol Hund 0,2 mg/kg KM p. o. 3× tgl., Katze 2–15 mg/Katze p. o. 3× tgl.; Diltiazem Hund: 0,5–1,5 mg/kg KM p. o. 3× tgl., Katze 1,75–2,4 mg/kg KM p. o. 2–3× tgl.
  - Nur Hund: Carazolol 2–10 mg s. c.; Chinidin 6–20 mg/kg KM p. o. alle sechs Stunden, initial 14 mg/kg KM, dann 9 mg/kg KM; Esmolol initial 200–500 µg/kg i. v. eine Minute lang, dann 25– 200 µg/kg/Minute.
- Bei Kammerflimmern (nur Hund): Lidocain 2 mg/kg KM i. v. (wirkt nur eine halbe Stunde); für Katze neurotoxisch.
- Bei Bradykardie (Hund und Katze): Atropin 0,01–0,02 mg/kg KM i. v., s. c.; Orciprenalin 0,1–0,3 µg/kg/min, bei Herzstillstand 0,5–1 mg/Tier intrakardial bzw. Adrenalin 0,5–1 µg/kg i. v., DTI; Glcopyrrolat 0,005– 0,01 mg/kg KM i. v., 0,01–0,02 mg/kg KM i. m. (wirkt auch antiemetisch); Ipratropiumbromid (Hund) 0,1–0,2 mg/kg KM p. o. 2–3× tgl.
- Bei Digitalis-Intoxikation (Hund): Phenytoin 30–35 mg/kg KM p. o. 2–3× tgl., 2–5 mg/kg KM langsam i. v., Atropin. Alles nur unter EKG-Kontrolle.
- Erhöhung des Schlagvolumens bei Herzversagen (Hund): 5–20 µg/kg/min Dobutamin.

Kontrolle des Säure-Basen-Haushaltes:
- Bei Azidose: Natriumbikarbonat bis 1 mmol/kg KM i. v., bzw. -BE × 0,3 × kg KM = mmol HCO_3^-/Tier, bzw. bei 8,4%iger Lösung 1–2 ml/kg KM i. v.
- Bei Blindpufferung: bis 3 ml/kg i. v. einer 8,4%igen Lösung, 50 % innerhalb einer Stunde, den Rest mit Mischinfusion während 12–14 Stunden.
- Bei Alkalose: Gabe von physiologischer Kochsalzlösung oder L-Arginin bzw. L-Lysin: BE × 0,3 × kg KM = mmol Säureäquivalent.

5

Kontrolle und Regulation der ZNS-Funktion:
- Bei Atemdepression (Hund und Katze): Analeptika, z. B. Doxapram 1–10 mg/kg KM i. v., kann nach 15–20 Minuten wiederholt werden.
- Bei Opioid-Vergiftungen (Hund und Katze): Naloxon: 0,04 mg/kg KM i. v., i. m., s. c., nach Bedarf wiederholen.

Bei Krämpfen und Hyperaktivität:
- Diazepam: 0,5–2,0 mg/kg KM (Hund), 0,5–5 mg/kg KM (Katze) i. v. oder i. m.; diese Dosis kann nach je 10 Minuten 2× wiederholt werden. Antidot: Flumazenil (1 mg/25 mg Diazepam).
- Stärker wirkt Phenobarbital: Zu Beginn als Bolus 5–10 mg/kg KM langsam i. v. nach Wirkung, dann Hund 1–7,5 mg/kg KM p. o., i. m. oder i. v., Katze 1–3 mg/kg KM p. o., i. m. oder i. v.
- Pentobarbital als Bolus: 15–30 mg/kg KM langsam i. v. (atemdepressiv!), dann 1–4 mg/kg KM/Stunde i. v. Neuroleptika meist kontraindiziert!

Bei Intoxikation mit Atropin:
- Mittel der Wahl: Physostigmin 0,05 mg/kg KM i. v., schnelle Metabolisierung, wirkt 30–60 Minuten. Nebenwirkung: Speicheln, Bradykardie, Dyspnoe.
- Neomycin 0,01–0,05 mg/kg KM s. c., 0,5–0,75 mg/kg KM p. o., wirkt 1–2 Stunden.
- Pyridostigmin 0,05–0,1 mg/kg KM i. m., s. c. (längere und mildere Wirksamkeit).

Steigerung der Diurese:
- Infusionen bei ungestörter Nieren- und Herz-Kreislauf-Funktion (Hund und Katze): Ringer-Laktat-Lösung, Natriumchlorid 0,9%ig und Glukose 5%ig (1:1), 10–20 ml/kg KM/Stunde i. v.
- Bei Niereninsuffizienz bzw. Nierenversagen: Mindestharnmenge (Hund und Katze) 1 ml/kg/h. Furosemid 2,5–5 mg/kg KM i. m., i. v., s. c., p. o. bei Hund und Katze als Diuretikum. Wenn die Diurese gut läuft, alle acht Stunden 2 mg/kg KM. Zusatz von Natriumbikarbonat bis 2 ml/kg KM i. v. einer 8,4%igen Lösung über 4 Stunden. Etwa 40× stärker wirkt beim Hund Bumetanid: 0,05–0,1 mg/kg KM i. v., i. m., s. c., p. o. (bei akutem Nierenversagen auch höhere Dosen möglich).

- Bei akutem Nierenversagen bzw. bei aufgenommenen Toxinen, die nephrotoxisch wirken: Peritonealdialyse, die Lösung ist dabei immer anzuwärmen. Das Dialysat sollte nach 45 Minuten ausgetauscht werden. Insgesamt sollte die Prozedur 8× in 24 Stunden wiederholt werden.
- Zur Harnsäuerung: Ammoniumchlorid 2× tgl. 100 mg/kg KM p. o.
- Bei Schock: Dopamin, Hund (1–5 (–10) µg/kg/min. bzw. 5 mg in 1 l Infusionslösung, davon 10 ml/kg KM i. v.), Katze bis 2,5 µg/kg/min.
- Zur Osmotherapie (Hund und Katze): Mannitol 20%ig 0,2–0,5 (2) g/kg KM i. v. 2× mit 1 Stunde Pause. Totaldosis von 2 g Mannitol/kg/Tag sollte nicht überschritten werden. Mannitol zusammen mit Ringer-Laktat-Lösung infundieren.

Bei allergischer Reaktion:
- Bei anaphylaktischem Schock (Hund und Katze): Adrenalin 0,5–1 µg/kg; weniger gut: Noradrenalin 0,1–1 µg/kg/min DTI.
- Kortison (Hund und Katze): Dexamethason 0,07–0,1 mg/kg KM i. v., i. m., s. c., p. o. (im Schock 2–4 mg/kg KM); Prednisolon 1–8 mg/kg KM initial, dann 0,5–1,0 mg/kg KM Methylprednisolon 15–30 mg/kg KM i. v., Prednisolon-21-hydrogensuccinat 15–30 mg/kg KM i. v.
- Antihistaminika (Hund und Katze): Diphenhydramin 1–2 mg/kg KM i. m., i. v.; Clemastin, Hund 2× tgl. 0,2–2,0 mg/kg KM, Katze 2× tgl. 0,5–0,7 mg/ Katze s. c., p. o.; Dimetinden 0,2–2 mg/kg KM p. o., s. c.

Schmerzbekämpfung:
- Butorphanol, Hund 0,1–0,8 mg/kg KM s. c., i. m., i. v., Katze 0,1–0,8 mg/ kg KM s. c., i. m., 0,1–0,2 mg/kg KM i. v.
- Flunixin (Hund) 1 mg/kg KM i. v. oder p. o.
- Meloxicam (Hund und Katze) 0,2 mg/kg KM zu Beginn, dann 0,1 mg/kg KM alle 24 Stunden s. c. oder p. o.
- Metamizol 20–50 mg/kg KM i. v., i. m., p. o. (bei der Katze nicht p. o.).

5

Bei Erbrechen:
– Antiemetika (Hund und Katze):
  - Metoclopramid 0,1–0,3 mg/kg KM i. v., i. m., s. c. oder p. o. 3–4× tgl. (höchstens 3 Tage), als DTI 0,02 mg/kg KM/Stunde.
  - Domperidon 0,3–0,5 mg/kg KM i. v., i. m., p. o. oder rektal 3× tgl.
  - Dimenhydrinat, Hund 4–8 mg/kg KM i. v., i. m., s. c., p. o. 3× tgl., Katze 10–12 mg/Katze i. v., i. m., s. c., p. o. 3× tgl.
  - Haloperidol 0,02–0,04 mg/kg KM i. m., p. o. 1× tgl.
  - Maropitant, Hund 1mg/kg KM s. c. 1× tgl.

Schutz der Magenschleimhaut:
– Ranitidin, Hund 2 mg/kg KM alle acht Stunden i. v. oder p. o., Katze 2,5 mg/kg KM 2× tgl. i. v. oder 3,5 mg/kg KM alle zwölf Stunden p. o.
– Cimetidin, Hund 5–10 mg/kg KM p. o. 3–4× tgl., Katze 2× tgl. 2,5 mg/kg KM p. o.
– Omeprazol 0,5–0,7 mg/kg KM alle 24 Stunden p. o.
– Sucralfat 20–40 mg/kg KM p. o. 2× tgl.
– Misoprostol (Hund) 2–5 µg/kg alle acht Stunden p. o.
– Almasilat 10–20 mg/kg KM p. o. (reduziert die Wirkung von Benzodiazepinen).
– Famotidin 0,5 mg/kg KM p. o. 2× tgl.
– Magnesiumhydroxid 10–20 mg/kg KM p. o. 3–4× tgl.

Bei Durchfall und Magen-Darm-Spasmen:
– Loperamid, Hund 0,04–0,08 (0,16) mg/kg KM p. o., Katze 0,08–0,16 mg/kg KM p. o.; Butylscopolaminiumbromid 0,5–0,8 mg/kg KM i. v., s. c., i. m., p. o.
– Prifiniumbromid (Hund und Katze) 0,8–1 mg/kg KM s. c., i. m., i. v.
– Flüssigkeits- und Elektrolytsubstitution.
– Bei schweren parasympathischen Symptomen Atropin 0,05–0,1 mg/kg KM i. v., i. m., s. c., nach Wirkung alle 10 Minuten wiederholen.
– WHO-Lösung *ad libitum* p. o.

Bei Blasen- und Darmatonie
– Pyridostigminbromid 0,05–0,1 mg s. c., i. m., i. v. (wirkt milder und länger andauernd als Neostigmin 0,01–0,05 mg/kg KM s. c.).

Bei Tympanie:
– Dimeticon ca. 1–3 mg/kg KM p. o.

Leberschutz:

- Eiweißreduktion auf 2,5 g Eiweiß/kg KM, Glukose-Infusion (5–20%ig), Vitamin-B-Komplex, Vitamin C und Vitamin K_1, Kortikosteroide und Laktulose 0,5–2 ml/kg p. o. 2× tgl.
- Silymarin 30–40 mg/kg KM p. o. 2–3× täglich bzw. Silibinin 30–40 mg/kg KM i. v. (DTI), p. o. 2–3× tgl.
- Choleretikum: Chenodeoxycholsäure 10–15 mg/kg KM p. o. 2–3× tgl.; Ursodeoxycholsäure 10–15 mg/kg KM p. o. 1× tgl.

5

Pferd

Spülung des Maules:
– Mit Natriumglukonat bei irritierenden Pflanzen.

Giftentfernung aus dem Magen (max. 2 Stunden, in Ausnahmefällen bis 8 Stunden nach Giftaufnahme sinnvoll):
– Magenlavage: 4–5 l Wasser über Nasenschlundsonde.

Verhinderung der Giftabsorption:
– Aktivkohle 1–3 g/kg p. o., als 20–30%ige Suspension, 500 g in 3 l Wasser alle 8 Stunden.
– Bei Alkaloidvergiftungen: Kaliumpermanganat (0,05–0,1%ige wässrige Lösung, 50–300 ml p. o. zur Magenspülung) bzw. Gabe von Tanninalbuminat 10–20 mg/kg KM, bei Überdosierung Gefahr von zentrolobulären Lebernekrosen.

Abführende Maßnahmen:
– Natriumsulfat (Glaubersalz, 0,5–1 g/kg) als 5%ige Lösung (0,5 g/10 ml) eingeben. Diese Maßnahme ist nicht empfehlenswert, wenn aufgrund des aufgenommenen Toxins mit einer Entzündung des Gastrointestinaltraktes zu rechnen ist.
– Paraffinöl: 2–3 l/Tier bzw. 2–6 ml/kg KM per Nasenschlundsonde.

Kontrolle der Körpertemperatur und ggf. Korrektur.

Kontrolle und Unterstützung der Atmung:
– Doxapram als Atemstimulanz 0,5 (–1,0) mg/kg KM i. v.

Kontrolle und Unterstützung der Herz-Kreislauf-Funktion:
– Volumensubstitution zur Schockprophylaxe:
  • z. B. Ringer-Laktat-Lösung bis 80 ml/kg/Tag (bei Nierenschäden keine Ringer-Laktat-Lösung verwenden, Kaliumretention möglich).
  • Plasmaexpander: Dextran 60 i. v., 20–25 ml/kg/Tag.
– Bei Bradykardie: Atropin 0,01 mg/kg KM oder Glycopyrrolat 0,005 mg/kg KM.

- Bei tachykarden Arrhythmien (nur unter EKG-Kontrolle):
  - Chinidinsulfat: 23,5 mg/kg KM i. v. initial, dann 8,25 mg/kg KM i. v. alle 6 Stunden innerhalb von 30 Minuten als DTI (NB: Geringe therapeutische Breite, Schwellung des Pharynx, Hufrehe, Urtikaria; Antidot: Natriumbikarbonat); Kontraindikation: Digitalis-Intoxikation.
  - Sinustachykardie: Propanolol 0,1–0,3 mg/kg KM i. v. 2× tgl. über 1 Minute.
- Bei Kreislaufschwäche: Etilefrin 0,05–0,1 mg/kg KM i. v., 0,2 mg/kg KM i. m., s. c.
- Erhöhung des Schlagvolumens bei Herzversagen: Dobutamin 4–10 µg/kg/min.

Kontrolle des Säure-Basen-Haushaltes:

- Bei Azidose: Natriumbikarbonat bis 1 mmol/kg KM i. v., bzw. -BE × 0,3 × kg KM = mmol HCO_3^-/Tier. Bei Blindpufferung bis 3 ml/kg i. v. einer 8,4%igen Lösung, 50 % innerhalb 1 Stunde, den Rest mit Mischinfusion während 12–14 Stunden.
- Ringer-Laktat-Lösung bis zu 80 ml/kg/Tag.
- Bei Alkalose: Gabe von physiologischer Kochsalzlösung.

Kontrolle und Regulation der ZNS-Funktion:

- Bei Krämpfen: Diazepam 0,05–0,2 mg/kg KM i. v.; Pentobarbital 10–20 mg/kg KM i. v.
- Zur Sedation: Xylazin 0,5–1,0 mg/kg KM i. v.
- Bei Intoxikation mit Atropin: Physostigmin 0,05 mg/kg KM i. v. Nebenwirkungen: Speicheln, Bradykardie, Dyspnoe. Schnelle Metabolisierung, wirkt 30–60 Minuten.

Steigerung der Diurese:

- Infusionen bei ungestörter Nieren- und Herz-Kreislauf-Funktion.
- Bei Niereninsuffizienz bzw. Nierenversagen: Furosemid 0,5–1 mg/kg KM i. v. alle 12 Stunden.
- Bei Schock: Dopamin 2–5 µg/kg/min.
- Mannitol 0,25–1 g/kg (20%igen Lösung) i. v.; Mannitol zusammen mit Ringer-Laktat-Lösung infundieren.

Bei allergischer Reaktion:

- Bei Pferden, die nicht der Lebensmittelgewinnung dienen: Diphenhydramin 0,25–1 mg/kg KM i. m., i. v.

Schmerzbekämpfung:
- Flunixin 1,0 mg/kg KM i. v. oder p. o.; Metamizol 20–50 mg/kg KM i. v.; Butylscopolamin 0,2 mg/kg KM i. v., i. m.; Meloxicam 0,6 mg/kg KM i. v. oder p. o.; Butorphanol 0,05–0,1 mg/kg KM i. v.

Schutz der Magenschleimhaut:
- Sucralfat 20–40 mg/kg KM 2–3× tgl. p. o.; Kalziumkarbonat 30–60 g/Tier.

Bei Durchfall und Magen-Darm-Spasmen:
- Butylscopolamin 0,2 mg/kg KM i. v., i. m.; Huminsäure 0,5–1 g/kg 2× tgl.
- Flüssigkeits- und Elektrolytsubstitution.

Leberschutz:
- Gabe von Silymarin 30–40 mg/kg KM p. o. 2–3× täglich.

Antibiotische Therapie:
- Bei Irritation von Schleimhäuten.

Schwein

Spülung des Maules:
- Mit Natriumglukonat bei irritierenden Pflanzen.

Verhinderung der Giftabsorption:
- Aktivkohle-Gabe, kann alle 6–8 Stunden wiederholt werden: 1–3 g/kg p. o., als 20–30%ige Suspension.
- Bei Alkaloidvergiftungen: Kaliumpermanganat (0,05–0,1%ige wässrige Lösung, 50–300 ml p. o. zur Magenspülung) bzw. Gabe von Tanninalbuminat (10–20 mg/kg KM/2 Stunden, bei Überdosierung Gefahr von zentrolobulären Lebernekrosen).
- Erbrechen auslösen: Wasserstoffperoxid (3%ig).

Abführende Maßnahmen:
- Natriumsulfat (Glaubersalz, 0,5–1 g/kg) als 5%ige Lösung (0,5 g/10 ml). Diese Maßnahme ist nicht empfehlenswert, wenn aufgrund des aufgenommenen Toxins mit einer Entzündung des Gastrointestinaltraktes zu rechnen ist.
- Paraffinöl: 25–300 ml.

Kontrolle der Körpertemperatur und ggf. Korrektur.

Kontrolle und Unterstützung der Atmung:
- Theophyllin 5–6 mg/kg KM i. v.; Doxapram 5–10 mg/kg KM i. v.
- Bei Lungenödem: Dexamethason 0,04–0,08 mg/kg KM i. v., s. c. oder i. m.

Kontrolle und Unterstützung der Herz-Kreislauf-Funktion:
- Ringer-Laktat-Lösung 10 ml/kg in der ersten Stunde, dann 80 ml/kg/Tag (bei Nierenschäden keine Ringer-Laktat-Lösung verwenden, Kaliumretention möglich).
- Bei Kreislaufschwäche: Etilefrin 0,2 mg/kg KM i. m., s. c.
- Bei Bradykardie: Atropin 0,02–0,05 mg/kg KM i. m., s. c.
- Bei Tachykardie: Digoxin 0,007–0,01 mg/kg KM p. o.; Propanolol 0,3 mg/kg KM s. c.; Carazolol 0,01 mg/kg KM s. c.

5

Kontrolle des Säure-Basen-Haushaltes:

- Bei Azidose: Natriumbikarbonat bis 1 mmol/kg i. v., bzw. -BE × 0,3 × kg KM = mmol HCO_3-/Tier, bzw. bei 8,4%iger Lösung 1–2 ml/kg KM i. v.
- Bei Blindpufferung: bis 3 ml/kg i. v. einer 8,4%igen Lösung, 50 % innerhalb 1 Stunde, den Rest mit Mischinfusion während 12–14 Stunden.
- Bei Alkalose: Gabe von physiologischer Kochsalzlösung.

Kontrolle und Regulation der ZNS-Funktion:

- Bei Krämpfen und Hyperaktivität: Azaperon 0,5–1 mg/kg KM i. m.; Diazepam 0,5–1,5 mg/kg KM i. v. oder i. m. (keine Zulassung für Nutztiere).
- Bei Intoxikation mit Atropin: Physostigmin 0,05 mg/kg KM i. v. Nebenwirkung: Speicheln, Bradykardie, Dyspnoe. Schnelle Metabolisierung, wirkt 30–60 Minuten.

Steigerung der Diurese:

- Infusionen bei ungestörter Nieren- und Herz-Kreislauf-Funktion: Ringer-Laktat-Lösung, Natriumchlorid 0,9%ig und Glukose 5%ig (1:1).
- Bei Niereninsuffizienz bzw. Nierenversagen: Furosemid 2 mg/kg KM i. v., i. m. oder p. o.

Bei allergischer Reaktion:

- Im Schock: Prednisolon 10–30 mg/kg KM i. v.
- Dexamethason 1–10 mg/kg KM i. v. oder i. m.

Schmerzbekämpfung:

- Metamizol 20–50 mg/kg KM i. v., i. m.; Phenylbutazon 2–4 mg/kg KM i. v., i. m. oder p. o.
- Butylscopolamin 0,4 mg/kg KM i. m.; Meloxicam 0,4 mg/kg KM i. m.

Schutz der Magenschleimhaut:

- Kalziumkarbonat 8–15 g/Tier p. o.

Bei Durchfall und Magen-Darm-Spasmen:

- Flüssigkeits- und Elektrolytsubstitution.
- Atropin bis 0,05 mg/kg KM s. c.; Butylscopolamin 0,4 mg/kg KM i. v., i. m.

Wiederkäuer

Spülung des Maules:
– Mit Natriumglukonat bei irritierenden Pflanzen.

Rumenlavage.

Rumenotomie.

Pansenentleerung mittels Trokar.

Verhinderung der Giftabsorption:
– Aktivkohle 1–3 g/kg KM p. o., als 20–30%ige Suspension.
– Bei Alkaloidvergiftung: Kaliumpermanganat (0,05–0,1%ige wässrige Lösung, 50–300 ml p. o. zur Magenspülung) bzw. Gabe von Tanninalbuminat (10–20 mg/kg KM/2 Stunden, bei Überdosierung Gefahr von zentrolobulären Lebernekrosen).

Abführende Maßnahmen:
– Natriumsulfat (Glaubersalz, 0,5–1 g/kg) als 5%ige Lösung (0,5 g/10 ml) eingeben. Rind: 0,25–0,5 g/kg KM. Diese Maßnahme ist nicht empfehlenswert, wenn aufgrund des aufgenommenen Toxins mit einer Entzündung des Gastrointestinaltraktes zu rechnen ist.
– Paraffinöl. Rind: 250–500 ml; Schaf, Ziege: 15–150 ml; Magnesiumsulfat Rind: 0,5–1 g/kg KM 5%ig p. o.

Kontrolle der Körpertemperatur und ggf. Korrektur.

Kontrolle und Unterstützung der Atmung:
– Doxapram 0,5–1,0 mg/kg KM i. v.
– Bei Lungenödem: Dexamethason 0,04–0,08 mg/kg KM i. m. oder s. c.

Kontrolle und Unterstützung der Herz-Kreislauf-Funktion:
– Volumensubstitution zur Schockprophylaxe: z. B. Ringer-Laktat-Lösung 10 ml/kg in der ersten Stunde, dann 80 ml/kg/Tag (bei Nierenschäden keine Ringer-Laktat-Lösung verwenden, Kaliumretention möglich).
– Plasmaexpander (Dextran 60 i. v. 20 ml/kg/Tag).
– Hydroxyethylstärke (HES): 6%ige oder 10%ige Konzentration in isotoner Elektrolytlösung im Sturz, maximal pro Tag 1,2 g/kg KM i. v. oder 10–20 ml/kg KM i. v.
– Rind: Adrenalin 0,0005–0,001 mg/kg KM i. v.; Digitoxin 0,02–0,04 mg/kg KM i. v. alle 12 Stunden; k-Strophantin 0,02 mg/kg KM; Etilefrinhydrochlorid 0,2 mg/kg KM i. m., s. c.; Pentamethylentetrazol 1–2 mg/kg KM s. c., i. m., i. v.

Kontrolle des Säure-Basen-Haushaltes:
– Bei Azidose: Natriumbikarbonat bis 1 mmol/kg i. v. bzw. -BE × 0,3 × kg KM = mmol HCO_3-/Tier bzw. bei 8,4%iger Lösung 1–2 ml/kg KM i. v.
– Bei Blindpufferung: bis 3 ml/kg i. v. einer 8,4%igen Lösung, 50 % innerhalb 1 Stunde, den Rest mit Mischinfusion während 12–14 Stunden.
– Gabe von Ringer-Laktat-Lösung bis zu 80 ml/kg/Tag.
– Bei Alkalose: Gabe von physiologischer Kochsalzlösung.

Kontrolle und Regulation der ZNS-Funktion:
– Doxapramhydrochlorid 1,0–2,0 mg/kg KM i. v., i. m., s. c., p. o.
– Pentobarbital 10–20 mg/kg KM langsam i. v.; Xylazin 0,1–0,3 mg/kg KM i. m. oder 0,05–0,1 mg/kg KM i. v.; Diazepam 0,2–0,5 mg/kg KM i. v. oder i. m. (nicht für Nutztiere zugelassen).
– Bei Intoxikation mit Atropin: 0,05 mg/kg KM i. v. Physostigmin. Nebenwirkung: Speicheln, Bradykardie, Dyspnoe. Schnelle Metabolisierung, wirkt 30–60 Minuten.

Steigerung der Diurese:
– Infusionen bei ungestörter Nieren- und Herz-Kreislauf-Funktion.
– Bei Niereninsuffizienz bzw. Nierenversagen: Furosemid 0,5–1,0 mg/kg KM i. v. oder i. m. alle 12 Stunden.
– Mannitol 1–2 g/kg/Tag (5–10 ml einer 20%igen Lösung) i. v. Mannitol zusammen mit Ringer-Laktat-Lösung infundieren.

Bei allergischer Reaktion:

– Diphenhydraminhydrochlorid 0,5–1,0 mg/kg KM i. m., i. v.; Flumetason 0,005–0,01 mg/kg KM s. c., i. m., i. v.; Prednisolonacetat 0,2–0,4 mg/kg KM i. m.

Schmerzbekämpfung:

– Metamizol 20–50 mg/kg KM i. v. oder i. m.; Flunixin 1–2 mg/kg KM i. v. oder i. m.; Butylscopolamin 0,2 mg/kg KM i. v.; Phenylbutazon 5 mg/kg KM i. v., i. m.; Meloxicam 0,5 mg/kg KM i. v. oder s. c.

Bei Durchfall und Magen-Darm-Spasmen:

– Flüssigkeits- und Elektrolytsubstitution.
– Bei schweren parasympathischen Symptomen: Rind: Atropin: bis 0,05 mg/ kg KM s. c., i. v.; sonst Benzetimidhydrochlorid 0,015 mg/kg KM i. m.; Metakresolsulfat 120 g/Tier/Tag, Kalb 2× tgl. 40 g.

Schutz der Magenschleimhaut:

– Kalziumkarbonat 60–360 g/Tier (Rind), 10–20 g/Tag (Schaf) p. o.

Leberschutz:

– 25%ige Glukose-Lösung 250–500 ml/Tag, Infusion mit Aminosäuremischungen, Vitamin-B-Komplex.

Antibiotische Therapie bei Irritation von Schleimhäuten.

5

Vögel

Spülung des Kropfes und Drüsenmagens:
– Innerhalb von 1 Stunde nach Toxinaufnahme sinnvoll.

Verhinderung der Giftabsorption:
– Aktivkohle-Gabe 0,2–0,8 g/100 g als Kohleaufschwemmung (1 g Kohle auf 5–10 ml Wasser).

Abführende Maßnahmen:
– Paraffinöl 0,1–0,2 ml/100 g p. o.

Kontrolle und Unterstützung der Atmung:
– Doxapram 5–10 mg/kg KM i. m.

Kontrolle und Unterstützung der Herz-Kreislauf-Funktion:
– Ringer-Laktat-Lösung und 2,5%ige Glukose 1:1 (bei Nierenschäden keine Ringer-Laktat-Lösung verwenden, Kaliumretention möglich).
– Bei Kreislaufschwäche: Etilefrin 0,2–1 mg/kg KM i. m., p. o.
– Bei Tachykardie: Digoxin 0,02–0,05 mg/kg KM initial 2× tgl., dann 0,01 mg/kg KM p. o.; Propanolol 0,2 mg/kg KM i. m.

Kontrolle des Säure-Basen-Haushaltes:
– Bei Azidose: Natriumbikarbonat 1 mmol/kg KM.

Bei Krämpfen und Hyperaktivität:
– Diazepam 0,05–0,15 mg/100 g i. m.

Steigerung der Diurese:
– Infusionen bei ungestörter Nieren- und Herz-Kreislauf-Funktion.
– Bei Niereninsuffizienz bzw. Nierenversagen: Furosemid 0,01–0,02 mg/100 g i. v., i. m., s. c. oder p. o.

Bei allergischer Reaktion:
– Im Schock: Prednisolon 0,5–1 mg/kg KM i. m., 2,5 mg/kg KM s. c. (immer zusammen mit Antibiotikagabe).
– Dexamethason 2–4 mg/kg KM i. m.

Schmerzbekämpfung:
– Carprofen 0,2–0,4 mg/100 g p. o.; Meloxicam 0,01–0,02 mg/100 g i. m., p. o.

Schutz der Magenschleimhaut:
- Sucralfat 2,5 mg/100 g, 3× tgl.; Cimetidin 0,5 mg/100 g 2–3× tgl.

Bei Durchfall und Magen-Darm-Spasmen:
- 2 ml/kg Kaolin-Pectin-Lösung 2–4× tgl., Huminsäure.
- Flüssigkeits- und Elektrolytsubstitution.

Leberschutztherapie:
- Infusionen mit Aminosäuren und Glukose, zusätzlich Vitamin-B-Gaben.

5

Stichwortverzeichnis

Halbfette Seitenzahlen verweisen auf Farbtafeln.

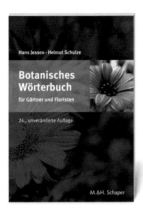

Hans Jessen • Helmut Schulze

Botanisches Wörterbuch für Gärtner und Floristen

mit über 2000 Namen
24., unveränderte Auflage

Schaper Verlag
im Vertrieb Schlütersche
2008. 200 Seiten
12,5 x 18,0 cm, kartoniert
ISBN 978-3-7944-0220-5
€ 14,–

Die botanischen Namen sind ein Bestandteil des gärtnerischen Fachwissens. Ihre Kenntnisse, Aussprache und Schreibweise sich nach Regeln anzueignen ist schwierig und dem Gärtner und Floristen kaum möglich.

Beim Lernen dieser Namen hilft dieses Wörterbuch. Im Buch wurden aus den Hauptpflanzengruppen die botanischen Namen ausgewählter Pflanzen zusammengestellt. Diese bilden den Grundstock für das Fachwissen.

Aus dem Inhalt

- Pflanzennamen in der Fachsprache des Gärtners
- Wann ist der Gebrauch der botanischen Namen angebracht?
- Linnés Sexualsystem
- Einjährige Pflanzen
- Zweijährige Pflanzen
- Freilandstauden
- Zwiebel- und Knollengewächse
- Topfpflanzen
- Wasserpflanzen
- Laubgehölze
- Nadelgehölze (Koniferen)
- Neue Zierpflanzen
- Obst und Südfrüchte
- Gemüse
- Speisepilze
- Einjährige und zweijährige Unkräuter
- Ausdauernde Unkräuter
- Grasarten für Zierrasen, Sportrasen, Straßenränder
- Böschungen und Getreideanbau
- Deutsch-Botanisches Namensverzeichnis

Stand Mai 2009. Änderungen vorbehalten.

M.& H. Schaper

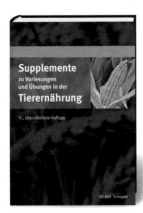

Josef Kamphues u.a. (Hrsg.)

Supplemente zu Vorlesungen und Übungen in der Tierernährung

11., überarbeitete Auflage

Schaper Verlag
im Vertrieb Schlütersche
2009. 386 Seiten
17,0 x 24,5 cm, Hardcover
ISBN 978-3-7944-0223-6
€ 26,90

Ein unverzichtbares Nachschlagewerk für Studierende und Praktiker mit zahlreichen Daten zu mehr als 15 Tierarten (Pferd, Rind, Schaf, Ziege, Wildwiederkäuer, Schwein, Fleischfresser, Heim-/Versuchstiere, Nutzgeflügel, Tauben, Ziervögel, Reptilien, Nutzfische und Zierfische).

Die Neuauflage berücksichtigt die neuesten Erkenntnisse der Tierernährung, die Entwicklung der Fütterungspraxis und die aktuellen rechtlichen Rahmenbedingungen. Unter Beibehaltung des bewährten Konzeptes werden aus tierärztlicher Sicht die Grundlagen der Futtermittelkunde, die art- und bedarfsgerechte Ernährung, die Beurteilung von Futter und Fütterung sowie die nutritiv bedingten Probleme beim Einzeltier und/oder im Tierbestand entsprechend vorgestellt und behandelt.

Aus dem Inhalt

- Beschreibung, Verwendung und Beurteilung der Futtermittel
- Schadwirkungen durch Futtermittel
- Grundlagen zur Berechnung des Energie- und Nährstoffbedarfes
- Ernährung verschiedener Spezies: Nutztiere, Klein- und Heimtiere, Nutz- und Ziervögel, Reptilien, Fische

„Für Studierende der Veterinärmedizin sind die ‚Supplemente' unverzichtbar, aber auch dem Besitzer einer oder mehrerer älterer Auflagen ist diese aktualisierte Fassung sehr zu empfehlen."
Tierärztliche Praxis (Großtiere/Nutztiere)

„Das Buch ist gewohnt solide verarbeitet und überrascht – wieder einmal – durch ein hervorragendes Preis-Leistungs-Verhältnis. Dieser ‚Klassiker' der Tier-ernährung ist jedem Interessierten in Studium und Beruf nur zu empfehlen."
TIHO ANZEIGER

Stand Mai 2009. Änderungen vorbehalten.

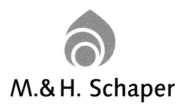

M.& H. Schaper